アンチスティグマの精神医学

メンタルヘルスへの挑戦

ノーマン・サルトリウス

日本若手精神科医の会（JYPO）訳

Fighting for Mental Health;
A Personal View
by Norman Sartorius

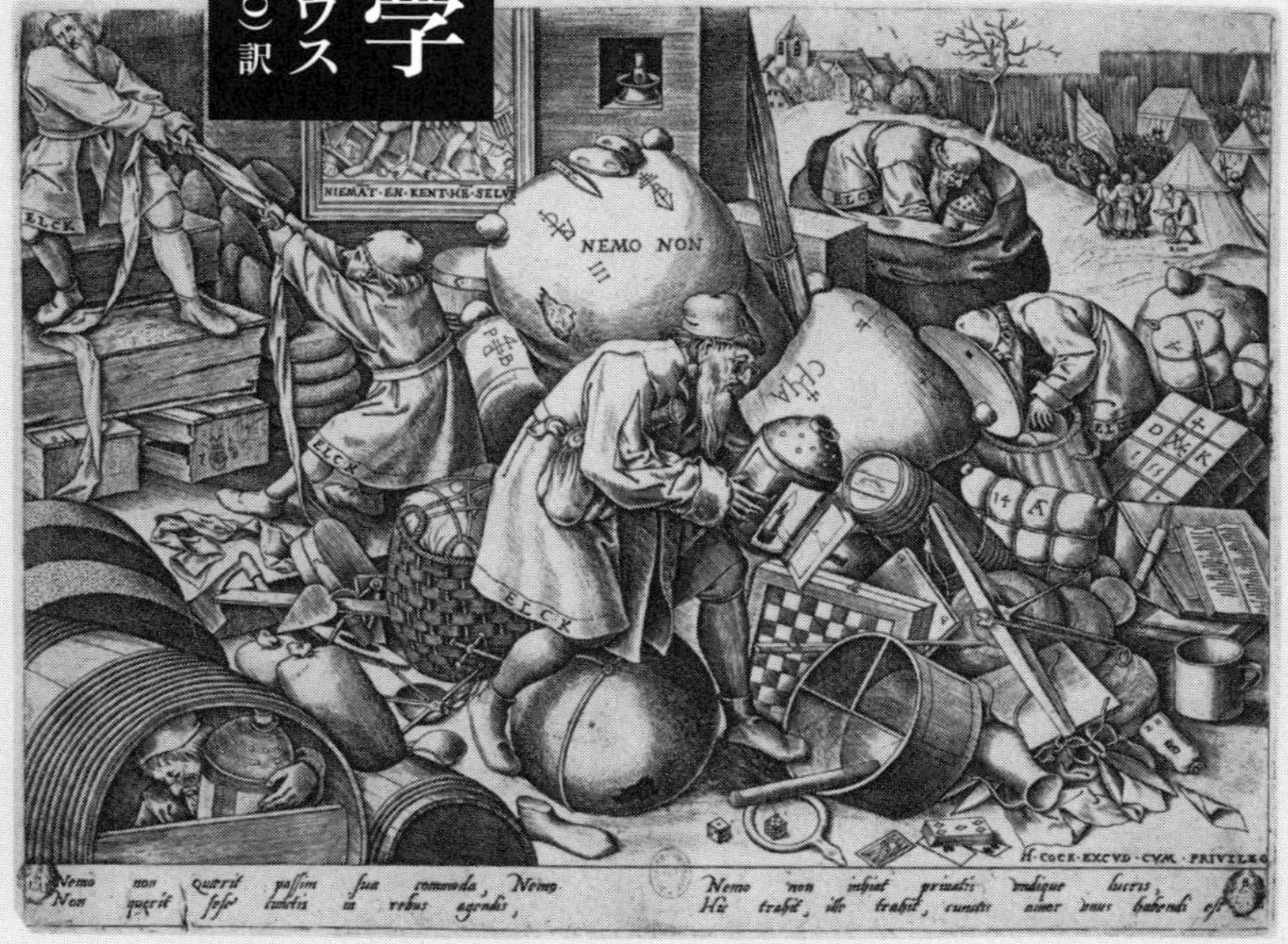

Ψ
金剛出版

Acknowledgements

It is a pleasant duty to acknowledge, with many thanks, the help that I received during the production of this volume. Dr Richard Barling encouraged me to write the book and had the patience and magnanimity to wait for the manuscript that was delayed for quite a while, for a variety of reasons. Sir David Goldberg read many of the essays and made valuable comments about the book as a whole and about most of its chapters. Gavin Andrews gave me very useful comments and contributed a number of suggestions for further reading. Vera Sartorius read the text, gave me invaluable help in the selection of the essays that were included in the book. I wish to thank Lydia Kurkcuoglu for her excellent help in the technical preparation of the English version of the manuscript. Pauline Graham had editorial responsibility for the book and helped competently and cordially in the different stages of its production. Finally my very sincere thanks go to the Japanese colleagues who have undertaken the translation of the book into Japanese, including in particular Dr Daisuke Fujisawa and his collaborators Akiko Sugiura- Kawaguchi, Atsuo Nakagawa, Daisuke Tanaka, Hironori Kuga, Hiroshi Fukushima, Ippei Morokuma, Kanna Sugiura, Kaya Miyajima, Kumi Uehara, Mariko Nakau-Setsuie, Masanobu Tateishi, Masaru Tateno, Masuo Tanaka, Mitsuhiro Sado, Naoki Hashimoto, Ryohei Matsumoto, Ryoko Sato, Sakura Hosoda, Soichiro Sato, Takahiro Kato, Takefumi Ueno, Teppei Tanaka, Toshiaki Baba, Yayoi Imamura, Yosuke Wake, Yueren Zhao and Yuriko Suzuki.

日本語版への序文

Fighting for mental health の日本語版が出版されることを、二つの大きな理由で、私はとてもうれしく思う。一つは日本におけるメンタルヘルス・プログラムの発展に役立つ可能性があるまさにその時期に出版されるからであり、もう一つは日本若手精神科医の会のメンバーが翻訳を手掛けてくれたことである。

日本は、おそらく他の多くの先進国以上に、メンタルヘルス上の問題の件数や深刻度が急激に増加し、それらに取り組まねばならない危機に直面している。メンタルヘルスを危険にさらす要因は以前にもまして強大化している。職場における深刻な物理的および精神的状況、大きなストレスがいたるところに存在している。子どもの養育や病人の介護が悲惨な状況を生み出してしまう多数の機能不全家族が急激に増加している。失業率は悪化し、それによる被害を受ける人々の数も増えている。急激な高齢化を伴う社会の変化によって、平均余命の延長に伴って生じると予想されるアルツハイマー病の増加や慢性の非伝染性疾患としばしば合併する精神疾患の増加の双方のため、新たなメンタルヘルスの課題が出現してきている。古くから続く社会構造が崩壊したが、代替となる明確で一般的に容易に受け入れられる規範（パラダイム）がいまだ存在していない。日本のメンタルヘルス事業は過去数百年の時を経て発展しつつはあるが、同時に早急な改革を迫られるほどの欠陥も持ち合わせている。しかし、日本は実行力と決断力を持ってメンタルヘルスの課題に取り組むと私は確信しているし、そのプロセスの中で、この本に記した示唆が役立つよう希望している。

この翻訳を歓迎するもう一つの理由は、日本各地の有能な若手の集団で構成される日本若手精神科医の会（Japan

Young Psychiatrists, Organization：JYPO）の翻訳により出版に至ったからである。年に一回開催されるCourse for Academic Development of Psychiatrists（CADP）という講習会への参加は私にとって大きな喜びであり、彼らの業績や課題をこなす仕事ぶりに目をみはり、元気づけられ、幸せな気持ちとなり、笑顔をもらってきた。彼らは非常に学習熱心で、他者や仲間に対して誠実であり、勇気があり、そして自分たちを向上させようといつも心がけている。彼らの組織力や独創性には目を見張るものがある。他者の感情を傷つけないよう思慮深く、そして注意深い。私は自分の知識を彼らに授けたが、自分たちの周囲の環境に対する配慮は彼らから学んだ。彼らがこの本の翻訳を引き受けてくれたことに私は大きな賛辞を贈る。そして彼らとの友情と、日本のみなさんがこの本を手に取ることができるように彼らが多大な労力を費やしてくれたことに感謝する。

メンタルヘルスに関連する問題は、メンタルヘルスの専門家たちが解決策を見つけられるかどうかにかかっている。この点に関して日本の若手精神科医は十分その解決策を生むことができると考えている。彼らは能力があり、意欲的であり、そしてメンタルヘルスの問題を持つ人々やその家族に共感することができ、日本人のメンタルヘルスや生活の質を向上させる運動の先駆者となりうる可能性がある。私はこの点には安堵しており、他の国々も、彼ら若手精神科医が築き上げるであろうプログラムから学んでくれることを望んでいる。

ノーマン・サルトリウス

著者について

ノーマン・サルトリウス氏は、この世代の精神科医の中で最も著名かつ影響力のある一人である。長年にわたり世界保健機関（ＷＨＯ）のメンタルヘルス部門部長・世界精神医学会会長などを歴任され、世界中の精神医学の状況調査や臨床および研究目標の適正化と公正化を目指すキャンペーン活動を通じて諸制度の不備や欠陥を指摘し続けてきた。

この刺激的な本に収められたそれぞれのエッセイは、多数の講演録と過去の出版物の中から著者自身が選んだものに加えて、著者の最新の見解が加筆されたものである。内容は、メンタルヘルス・サービスの提供・予防に関する痛烈な批判から、正しい言葉の用い方や仕事の流儀について気軽に楽しめる逸話まで、実に多岐におよんでいる。また、すべてのエッセイにおいて今日のメンタルヘルス活動の核心に迫る見解が示されている。すなわち、ニーズの明確化、一般医療と開発途上国医療という二つの医療分野における精神医学の役割、といったわれわれが現在直面しているメンタルヘルスの課題である。著者の洗練された知性・誠実さ・科学的バックボーンといったエッセンスがすべてのエッセイにしっかりと散りばめられている。

本書は、すべての精神科医の座右の書となるであろう。精神科医療に山積する課題のみならず、当代きっての知性に導かれた論点が、読者の胸にもしっかりと届けられることを願っている。

ノーマン・サルトリウス氏は、ジュネーブ（スイス）をはじめプラハ（チェコ）・ニューヨーク（米国）・ザグレブ（クロアチア）の各大学で教鞭をとってきた。彼は世界精神医学会の理事であり、世界保健機関（ＷＨＯ）の専門委員でもある。ウメオ（スウェーデン）、プラハ（チェコ共和国）、バース（英国）の各大学から名誉博士号を授与され、世界精神医学会・王立精神科医協会（英国・オーストラリア・ニュージーランド）・米国精神医学会の名誉会員でもある。三〇〇を超える学術論文を執筆し、四〇以上の著書の執筆・編集をしている。今なお多くの役職に従事しており、これまでに世界保健機関メンタルヘルス部門部長以外にも世界精神医学会・欧州精神医学会の会長を歴任している。

アンチスティグマの精神医学

——メンタルヘルスへの挑戦——

わが妻、ヴェラへ

いつも私のそばで勇気と忍耐と温かい光を与えてくれてありがとう。
感謝を込めて。

目　次

はじめに

私がよく三部構成で議論したり、物事を三群に分けたりするので、友人にはよくからかわれる。しかし、この習慣を持つ人は少なくない。哲学者や宗教もその魅力にとらわれている。ピタゴラスは、三という数字が、始まり・半ば・終わりを表す完璧な数字であるがゆえに、神のシンボルと考えていた。古代の神話では、美・運命・復讐それぞれに三人ずつの女神がいて、各々にJupiter（天国の象徴）・Neptune（海の象徴）・Pluto（地獄の象徴）という名の三人の主神たちが君臨している。人間も三つの要素、すなわち肉体・精神・霊魂からなると考えられていた。ヨーロッパ以外でもしかり、エジプトやヒンドゥーの神々も三つの群に分けられる。古代マヤ文明の偉大なる神・Huracanの語源もまた、〝天地をなす三つの心臓〟という意味である。三本足の椅子のほうが、それよりも足数の多い椅子に比べて安定することも、三が特殊な数字であることを示す証拠になろう。他にも例を挙げるときりがない。

そのようなわけで、本書が三部構成であることに異論の余地はなかろう。第一部はメンタルヘルスに関する総論、そして第二部は一般医学とメンタルヘルスの関係論、第三部は精神医学およびメンタルヘルスの実践論という具合に分けてみた。このように分けたのは、何でも三つに分けたがる私の癖によるものではない。三つの段階を経て精神医学を理解してきた私の歩みと、それぞれの段階で私が果たしてきた三つの役割とが、うまく呼応しているからなのである。

ずいぶんと若いころから、私は医師になろうと決心していた。それが理にかなった選択に思えたからだ。何世代にもわたって、私の家系では常に誰かが医師であった。一世代に複数人の医師がいることもあったが、医師が一人もいないという時代は無かった。医学を志すことは、総じて「意義のある人生」・「納得のいく人生」を送るためのきっかけになると思えた。また、私の過ごした思春期後半の政治的・社会的情勢から見れば、どの国でも通用する職業を身につけたほうがよい、と私自身も私が助言を求めた人々も同じように考えたからである。とはいうものの、進路を決めるにあたって私が少しも迷わなかったというと嘘になる。進路選択にあたって私に迷いが生じたのには理由があった。小児科医になりたいという昔からの夢があったからだ。実をいうと、私の母親は名の通った小児科医であり社会小児医学者の創始者でもある人物で、祖国ではよく知られた存在であった。私が小児科医になるとすれば、常に母親と比較され、自分で自分の道を切り開くことよりも、「著名人の御子息」として扱われることのほうが先に立ってしまうという困難につきまとわれかねないという考えが常にあった。最終的には、友人の助言や良著の教えに導かれて、医学には小児科以外にも魅力的な分野があると考えるようになり、医学部の入学試験を受けることにした。（良著の教えには、たとえばシンクレア・ルイス（Sinclair Lewis）の『Martin Arrowsmith』［訳者注：小さな田舎町出身の青年が医学部を卒業し、医師としてさまざまな経験をした後、研究の道に邁進する様を描いた小説。初版一九二五年。］や、ポール・クライフ（Paul Kruif）の『微生物の狩人（岩波文庫　初版一九八〇年）』などがある。）私はこのようにして、医学部を受験し、試験に合格し、学び、卒業することができた。

そうして手にした卒業証書ではあったが、当時の私の興味をそそる分野は正直なところそう多くはなかった。中でも精神医学は数少ない興味分野の一つだった。当時、無給という条件つきではあったが、大学に所属しながら卒後研究を続けることのできる研修コースがあったので、私はそのコースを選んだ。家からの仕送りで足りない分は旅行ガイドをして稼いだ。のちに、私の話に特に関心のない人々にも話を真剣に聞いてもらったり援助を聞き入れてもらったりすることができるようになったのも、この時期に旅行ガイドを経験していたおかげだろうと思う。

（神経内科を含めた）精神科の卒後教育の半ばごろには、健康な人の心理と研究手法とについて十分には学べていないことに私は気づきはじめていた。そこで、私は心理学を本格的に学ぶことにし、統合失調症の思考プロセスにおける変化に関する研究で博士号を取得した。この過程で、さまざまな研究技法を身につける一方、最も意義深かい教訓を得ることができた。それは、（医学のどの分野でもそうなのかもしれないが）精神医学を実践しようとする際に必要な知識や理論がまったくもって整備されていないという事実であった。したがって私は、まずは疫学的手法を用いて未整備な知識と理論とを習得し、次に公衆衛生学的手法を用いてそれらをさらに探求してきた。特に後者の手法は、社会経済情勢と精神医学との相関を明らかにしてくれるものであった。

本書に収録した小論は過去数年にわたって書き連ねてきたものである。これらは、精神医学そのものと、その社会的役割について私自身が理解を深めてきた三つの段階に応じて書かれたものである。当初、精神医学を志す者は、精神の奇異なる有り様に魅せられ、混乱の中に意味を見出し、情緒的混乱の中で悩み苦しむ人々に慰めを与えるものと私は考えていた。しかし、徐々に、精神医学もまた医学の一部であり、精神科医の仕事も人助けに関わる数多くの職業の一つにすぎないことがわかってきた。精神医学は、人々の苦悩だけでなく疾患自体を癒すべきものであり、精神機能が損なわれていることを示す患者特有の奇妙な考えは患者自身を悩ませるだけでなく、患者の社会的役割をも蝕むことがわかってきた。さらにその後、精神医学も一般医学もそれぞれ単独では存在することはできないのであるから、患者と主治医を取り巻く身体的・社会的背景を常に意識しながら、研究と診療とを両立させなければならないということもわかってきた。医学は、社会を構成するすべての人々がよりよく生きるために身につけてきた社会的公器の一つである。それゆえ医学には、科学的手法のみならず政治的手法をも駆使して健康増進という社会的目標を達成することが求められている。一方、精神医学は、自然の神秘を探り、熟考の上に成り立つ学術分野の一つではあるが、医学全般のときほど都合よく定義されるわけではない。

精神医学が最も力を発揮する場合を考えるならば、それは他の医学分野と同様、エビデンスと経験とに裏打ちされた以下の三つの要素が同時に機能しているときである。すなわち精神疾患の概念・ケアレベルごとの診断・治療と予防、の三つの要素である。精神医学は医学の一分野であり、医学の他の分野と相補的関係を構築しなければならない。また、精神医学は社会経済的発展と共に成長していくものである。人道的観点から社会経済の発展に寄与しつつ、社会経済との調和の中から精神医学ならではの強みを引き出すことが成長を導いてくれよう。専門家として私自身に課せられた課題や使命もまた、精神医学のこれら三つの要素を常に念頭に置いたものであるべきだと、私は理解している。私がそれまでに身につけてきた専門性を最大限に発揮すべく、私は倫理的にも科学的にも精神医学を強化するために奔走した。ある時は、精神医学を一般医学に少しでも近づけ、それが双方の利益となるような道を探った。また、ある時は、政治的手法を駆使してメンタルヘルス領域の臨床現場や開発中の各種プログラムにおける教育・研究・研修を改善するための道を探ったものである。

多くの精神科医が、精神疾患の診断と治療に専念したいと思っていることは言うまでもない。彼らはまた、「精神疾患以外の疾患」に煩わされることのない独立した専門領域として精神医学をとらえたがる傾向にある。患者を救いたいと願うこと、そして自らの暮らしが向上するようにと願うこと、この二つの願いを心の糧にして精神科医は生かされている。彼らには公衆衛生への関心はもとより、精神医学と社会全体の発展との密接な相関関係を理解しようと努める気もないし、社会情勢を自ら分析することによって自分自身のすべきことをリストアップしようという気もさらさらない。世界には約一五万人の精神科医がいるが、その大半がそうである。彼らにとって担当患者の幸福に貢献することが最も重要であり、それこそが専門家としての存在意義であると考えている。

精神科医の中には、自分たちの関わることのできる患者が精神疾患を持つ患者のごく一握りでしかないという事実を常に意識し、時にそのことに心を痛める者もいる。どんなに控え目に見積もっても、精神疾患をわずらいながらも一生のうちに精神科医に一度もかからない人の数は、莫大な数になる。患者の大部分は、一般開業医あるいは精神科以外の医療従事者のもとに助けを求めている。彼らの疾患は正しく診断されることもあればそうでないこともある。高度先進国においてさえ、精神疾患を理由に医師のもとを訪れながらも、約半数の患者には診断がつけられなかったり精神疾患以外の診断をつけられたりして、結局精神疾患が見落とされてしまっている。精神疾患の診断を受けた人の中にも、治療を受けはしたものの、しばしば不適切な量の薬が処方されたり、治療が遅すぎたりする例が散見される。自分たちが関わることのできる患者の数には限りがあることに気がついている精神科医らは、医療サービス全体を変革すべきであると主張するであろう。精神科医でない医療従事者も、適切なトレーニングを受ければ、訪れる患者のほとんどに対して十分な治療を提供できることがわかっている。一般医学と精神医学を操作的・機能的に結び付けることが重要なのはそのためである。精神疾患を有する人の多くが何らかの身体疾患を合併していることが多いという点も、その重要性を裏づけている。なぜなら、そのような人々の身体疾患は精神疾患と同時に治療すべきであり、そうすることでどちらの疾患においても良好な予後が期待できる。

しかし、精神医学と一般医学が機能的に連動するようになり、精神医学的問題を持つ患者のすべてが身体医療機関で治療を受けられるようになったとしても、解決すべき課題が多く残っている。発展途上国では、国民の大多数が精神科にも一般身体科にもかかれないでいる。先進各国においても、低所得者層の多くの人々がさまざまな理由によって十分な医療を受けることができないでいる。また、ほぼ世界中の圧倒的大多数の医療機関において、精神疾患を有している人やこれから治療を受けようとしている人には、質の高いアフターケアが提供されることはない。精神疾患あるいは頭部外傷など精神疾患以外の原因に起因する脳機能障害へのリハビリテーションは、多くの国々で不足している。精神疾患に関するスティグマや精神病を持つ人々への差別は、病める時にも回復の後にも患者や家族を支えるために行われるあらゆる介入にとって強固な障壁となっている。

したがって、五億人とも言われる世界中の精神疾患を有する人々とその家族との命運をより良い方向に導くことができるかどうかは、精神および一般の医療サービスの提供のみならず、さまざまな行政機関の協力、さらには地域社会の多くの人々の参画をも盛り込むメンタルヘルス・プログラムの成否にかかっていることはいうまでもない。ここでいうメンタルヘルス・プログラムには、「精神疾患の予防活動」・「治療機関およびリハビリテーション・サービスの利用」・「経済発展全般における心理社会的事象の分析を可能にする事業」などが含まれるべきである。これらのプログラムは、さまざまな関係機関に所属するスタッフによって運営され、精神医学を含むさまざまな専門分野の知識と技術に基づいているものでなければならない。いかなる専門職も行政機関も、単独でこれらのプログラムを計画・実施・評価することは不可能である。メンタルヘルス・プログラムは、多くの断片が組み合わさることで一枚の絵として意味をなすモザイク画のようであらねばならないし、一つひとつの要素がプログラム全体を支えるものでなくてはならない。

本書の第一部では、七つの章からなるメンタルヘルス・プログラムに関する総論を展開した。メンタルヘルス・プログラムにとって重要な社会の基本原則が、その論旨には含まれている。すなわち、精神疾患を有する人を含めたすべての人々にとっての「公平性」・「連帯」・「義務と権利の意識」である。これらの基本原則は精神医学にも直接関係があるものばかりである。もちろんこれらは、今なお多くの国々において、独善と論理的誤謬とによって誤った方向に進もうとしている社会経済の発展にとっても、非常に重要な意味をなしているといえよう。さらに、メンタルヘルス・プログラムの対象・責務・評価を論じる際に用いる言葉の意味する範囲が完全には一致していないことが事態をより一層困難にしている。最近の受託研究（あるいは他の資金援助による研究）がスピーディーな成果を挙げることに不向きである点に加えて、発展途上国各国が他国の先例に学び、他国民の経験に基づく助言に耳を傾けることが難しい点について、二つの小論を割いてやや悲観的な見解を述べた。都市化が精神医学に与える影響、ならびに精神医学の優先度の低さは、第一章の残り二つの小論の主題である。

本書の第二部は、一般医学とメンタルヘルスの関係論を取り扱っている。メンタルヘルスの原理を一般医学に取り入れる上での倫理的基盤とジレンマについて述べ、メンタルヘルスおよび一般医学それぞれの提供する医療サービスの限界について、二つの事例を交えて解説した。一つ目の事例では、従来はメンタルヘルスへの関与がまったく無かった公衆衛生の領域にメンタルヘルスを含めることの難しさについて、世界保健機関のメンタルヘルス・プログラムを例に述べた。二つ目の事例は、高齢者のためのメンタルヘルス・プログラムの進展を阻む諸問題を念頭において、想定しながら新しいメンタルヘルス・プログラムを創出することの難しさついて述べたものである。第二部最後の短い章では、一般医学や精神医学の現場で私たちが普段から用いている言葉の中で、真意を理解する機会もないままに私たちの行動に影響を与え続けている言葉をいくつか取り上げている。

本書の第三部は、精神医学そのものに焦点をあてたものである。メンタルヘルスのニーズにあったプログラムを構築しようとする際に、どのようにニーズを評価すべきかについて述べた章から始まっている。二番目の章は、精神神経疾患の一次予防プログラムが極端に少ない理由について述べた後、精神疾患の一次予防に関する施策の多くが医学を専門としない部署の管轄であること、たとえ医学関連部署の管轄であったとしても責任者には精神医学を専門としない職種があたる場合が多いことへの異論を述べた。精神医学が他の医学領域に比べて地位が低い理由、ならびに精神医学が健康増進全般に貢献しうる可能性があるにもかかわらず利用される機会が少ない理由について、そのあとに続く二つの章で述べた。その際、従来とは異なる視点からの「メンタルヘルス・プログラムのあり方」や「精神疾患を有する人々へのリハビリテーション・プログラム」についての提言も行った。最後に、発展途上国の精神医学について述べ第三部を締めくくった。

今から数年後、精神医学はどうなっているだろうか。数十年も議論を重ねて選んできた方向性を今後も追い求めるだけの価値を持ち続けているだろうか？　私たちは、精神医学とメンタルヘルス・サービスに関する政策上の優先度を上げさせるべく、依然として尽力しなくてはならないのだろうか？　あるいは、メンタルヘルスを一般医学に統合するよう説いているだろうか？　大規模精神科病院を廃止して、精神疾患を有する人々の地域ケアを推進しているだろうか？　行政機関のさまざまな部署と、メンタルヘルス領域でその他の役割を演じる人々の代表（たとえば家族会）とが手を取り合ってメンタルヘルス・プログラムを作り上げられているだろうか？　心理社会的関心をあらゆる開発プログラムに盛り込もうとしているだろうか？　あるいは、これらの目標を放棄し、メンタルヘルス・プログラムにおける諸問題の解決を他人任せにすることで精神医学を尊敬に値する医学の一専門分野たらしめることに専心すべきであろうか？　外科領域には国家的プログラムがないのに、個々の外科医や医局がそれなりにうまくやれている。場合によっては、今なされている議論は後の時代には必要がなくなるかもしれない。ひとたび精神医学における診断と治療が他の医学領域なみに整えば、――現在ほぼそのレベルに到達しつつあるが――、今ある医療資源を適材適所でうまく機能させることができる。そうすると、現在、他の医学領域でしているのと同じような公衆衛生的施策を行えばいいことになるのかもしれない。

しかし、私自身の考えでは、われわれはそのような道を選ぶことはない。私たちは倫理的・現実的理由によって既存のメンタルヘルス・プログラムを手放すことはできないのである。第一の理由は、有効な治療法がある精神疾患をわずらっている人々が何億人もいる点である。精神疾患を有する人々の大部分が一般の医療機関でその有効な治療を受けていることだろう。また、一部の患者には専門治療施設が必要になるかもしれない。保健サービスが整っていない地域では、集落の長老たちや精神疾患を有する人々の家族の中でキーパーソンとなりうる人々を含めた関係者に対して、患者が必要とする治療を提供できるように教育できるかもしれない。

そのような治療のコスト（施設内研修費用・患者紹介システム構築費用・薬品の安定供給費用・リハビリサービ

ス設立費用・医療関連職種養成校における精神医学カリキュラム変更費用・諸経費等）は、政策上あるいは地域社会においてメンタルヘルスの優先度が非常に低いために割高であると見なされている。このような状況が、メンタルヘルス・プログラムを重視する考え方へのシフトを後押ししている。すなわち、メンタルヘルス・プログラムが初めに目標とすべきもの、そしてメインテーマとすべきものは、個人・地域・行政それぞれの価値基準に応じた、メンタルヘルスのさらなる地位向上である。かつて、メンタルヘルスの振興（人々がメンタルヘルスに多くの価値を見出すこと）は、それほど重要事ではなかった。なぜなら、精神医学には、手軽に用いることができ、なおかつ（精神疾患を有する人々の治療にあたえる影響は現在と比較すればそれほど大きくはなかったとは思われるが）十分な財源や協力体制を有する効果的な治療法がほとんどなかったからである。

第二の理由は、およそ病院とは呼べないような劣悪な環境で、慢性精神疾患を有する膨大な数の人々が、ひどい扱いを受けている点である。あざ笑われ・虐げられ・ときに野ざらしにされたとしても、慢性の精神障害を有する人々は、路上生活者として過ごした方がましな場合もある。適切な治療が施されぬまま入院させられることも、治療や支援が提供されぬまま地域社会に放置されることも、どちらも決して許されることではないという認識を持たねばならない。世界のメンタルヘルス・プログラムおよびメンタルヘルスに関わる専門家は、しばしば隠蔽され忘却されている精神医学の実状に対して、先頭に立って大きな声をあげる立場に身を置くべきである。

第三の理由は、精神疾患に合併する身体疾患の治療が、精神疾患の存在が認識され治療が施されなければ通常は効果が劣るため、治療コストも割高になる点である。同様に、医療における人道的・心理社会的側面を考慮せねば、その有効性は薄れ、医療に奉仕すべきと考える者たちの満足度を低下させかねない。また、医療を構成する心理社会的要素を考慮せねば、燃え尽き状態となる医療者を増やし、「医は仁術」の原点を忘れて医療サービスの効率と利益を追い求める現在の風潮という高価な代償を払わされることになるだろう。

第四の理由は、概して心理社会的な要素を顧みることのない経済発展というものは、より良い世界の実現というすべての人々の夢を、一瞬にして富める者の悪夢に変えてしまい、本来の経済発展が目指すべき真の目標としての文明社会の発展に寄与することができなくなる。

将来、科学がすべての精神疾患に対する完璧な治療を発見できたとしても、先に挙げた事柄の多くは未解決のままであり、精神疾患の患者や家族は、莫大な社会的損失を払わされることになる。そして、精神科医にとっては担当患者だけを診る医師であり続けることの方がはるかに楽なのだが、精神疾患にみまわれた人々の運命を少しでも良くするためには精神科医は社会的・政治的闘争にも挑まねばならず、精神医学および関連分野・関連科学を社会的に有益たらしめ、精神医学に課された倫理的職責に応えねばならない。

第一部　メンタルヘルス総論

第1章　一七八九（フランス革命）の再評価

フランス革命の精神が掲げられたとき、「自由、平等、博愛」は革命の最終到達目標と信じられたであろう。少なくとも、今日の精神医療においては、法の下の平等とは、つまり公平な社会資源の配分という形で行われるべきであり、博愛とは助けを必要としている人々の連帯であると理解されるべきであり、自由とは、すべての人が、市民社会の一員として義務と責任を受け入れることと解釈されるべきである。自由とはすべての人が社会の一員として受け入れられる義務と責任を伴うものとして解釈されるべきである。これらは正論であり、社会に受け入れられる必要があるのだ。

マルクス主義者によると、偉大な指導者とは歴史の中で少しずつ熟成されるがごとく形成され、進歩的な思想の誕生を助ける産婆のような存在にすぎないと考えられている。それゆえフランス革命の精神である「自由、平等、博愛」は徐々に熟成してついに誕生し、ナポレオン戦争による血の川を渡りヨーロッパ中に広まったと言えるかもしれない。

現代の精神医学も同時代に誕生した。一八世紀の啓発運動は、意識的に活動していくことで、人類が自分たちの社会、環境、および人生をより良いものへと変革することができるという崇高な理念をもたらした。これらの思想、また、一八世紀後半に盛んになった類似の思想に同調する形で「狂人」を民衆から保護した（および家族、地域を精神疾患によって引き起こされる有害とされた諸問題から守った）施設は、適切な加療が施されることで、次第に医療によって狂気を沈めることのできる場所として期待されるようになった。一七五八年バッティ（Battie）（イングランド地方に二つの精神科関連施設を所有し、しばしの間は医師会会長を勤めていた）は狂気に関する論文の中で、精神病者のための施設は入所者の精神症状改善の一助になると論じた。三〇年後、キアルッジ（Chiarugi）は、その著書『精神病』の中で、その精神症状改善という新しい考えをどのように実践するかについて、具体的方策を述べた。キアルッジはサン・ボニファッシオ（San Bonifacio）病院にて、ジュイール（Joly）はスイスで、ピネル（Pinel）もその数年後に、それぞれ施設内において鎖をほどき患者を開放した。精神科病院は精神疾患を有する人々が治療を受ける事で症状の改善を得ることができる施設であることを説いた。

フランス王朝のルイ一六世による人権宣言と同様に、フランス革命の精神はヨーロッパの倫理及び法的条項の考案において長い間重要とされてきた。世間で多く見られる理想と同様にフランス革命のゴールもまた、あまりにも壮大であった。そのため、たどり着くまでには時間がかかり、そこに至る道のりは長く険しいものであることに気付かされるまでさほど時間はかからなかった。

フランス革命の歴史的重要性に疑いの余地はないものの、革命精神の目標達成にのみ焦点を絞ることは、精神障害を有する者とそれ以外の一部の人々に危険な不利益をもたらす可能性がある。たとえば、「平等」についていえば、人々は同じ労働量に対して同じ対価を受け取ることを前提としている。もし、彼らが平等な対価を受け取れないとすれば、彼らには要求する権利がある。しかしながら、対価を要求する能力には、個人によって大きなばらつきがある。医療に関する法的規定については、多くの国において非常によく整備されているが、それでもなお大多数の人は標準以下の医療しか受けておらず、ほんの少数の人のみが法律で規定されている医療を要求するだけの能力と方法を持っているにすぎないのである。(1) 権利を要求し獲得できる個人の能力差に加えて、個々人それぞれが必要とするものも実は異なるのだ。平等の原則は、一方では年齢、性別、経済状況、健康状況、文化、これまでの人生における経験、期待するものなどにおける個別性を無視してしまう可能性がある。

加えて「権利」の解釈もそれぞれ異なる。たとえば一九七〇年代のヨーロッパの社会主義国家では、労働の権利とは、政府が市民全員に仕事を提供することとして解釈されたが、カナダやその他の一部の国では、個人の能力と資格に合致したポジションがあれば仕事をすることのできる権利として解釈されていた。「権利」というものをどのように解釈するかは、厳密に規定されている場合もあるが、それでも多くの場合には十分でないかあるいはほとんど規定されていない。倫理観や法的権利は国や時代が異なるだけで大きく異なるのである。

したがって「平等」を求めるだけでは不十分で、社会的公正および公平性の追求がフランス革命の三つの精神の一番目に付随しなくてはならない。公平性を論じるに際しては、人によって異なるニーズを考慮に入れておく必要

(1) もちろん、このことは、行政サービスや行政の運営法などに対して、異議を申し立てたり、訴えたりすることが可能な法的手続きが整っている国に限られることである。

がある。公平性を適用しても人々を悪習から守ることにはならないが、悪習を特定し克服することで公平性が保たれれば容易になる。公平性と社会的正義の原則が実践されるならば、個性が尊重されつつも最終的には人々がもっと平等に扱われるようになるかもしれない。

メンタルヘルスの分野において公平性の意義をを啓発していくことは、サービスを受ける側のニーズに応じて、どのようなサービスと支援を提供していくかという論議と同義である。(2) たとえば、精神障害を有する者は治療を受ける権利や障害者ゆえの保障を受けることができることを知るために支援を受ける必要があるかもしれない。精神障害に対する偏見や差別と闘うことは、メンタルヘルス・プログラムにおける中核的な要素であるべきで、こうした目的のプログラムによって大多数の人はさらなる適切な支援を受けることができているのが現状である。

何らかの精神障害を抱える人の家族は、別の慢性疾患を抱える患者の家族と比べて更なる（そしてもっと別の種類の）支援が必要なのである。

「博愛」の理念は精神障害者にとって「平等」の理念ほど必ずしも有用なものではない。「博愛」とは、たとえば家族のように公式な関係によって結び付けられている人々であれば、自らの時間、労力、その他の資産をともに分かち合うことを意味する。兄弟は、自由にあるいは契約や同意によって選ぶことができず、ただ同じ両親から生まれたからというだけの理由で兄弟なのである。彼らは遺伝子を分かち合い、時には身体的特徴も類似している。しかし、必ずしも仲が良いわけではなく、また必ずしも博愛の精神を持っているわけでもない。喧嘩をすることもあれば、時には敵対することもある。

したがって社会とは、外部からの強制的なルールによって結び付けられた集団やネットワークによってのみ生き残ると期待するよりも、社会とはそれぞれの連帯に依存しているととらえることが必要である。つまり人的、経済的資本についてだけでなく、社会的資本についても議論しなければ、社会は存続し繁栄することはないのだ。(3) 社会的資本は、社会の相互扶助の結果により生まれる公的な財として規定されてきた。社会的資本という概念は、社会を描写する際に重要な要素を簡略に説明できるという点で有用であるが、人間関係の価値が市場における他の財産の価値、つまりコーヒー、コンピューター、砂糖、銅や化学肥料と同様の価値と見なされてしまう危険性をはらんでいる。もしそのようなことが起きれば、結果として高くつく人間関係を放棄し、より安価な関係を導入するのは理にかなっているということになってしまうかもしれない。社会的資本を公的財産、つまり特定の個人のものでなく社会のすべての人のための財産として規定することで、この危険性はある程度は減少させることができる。しかしながら、このことは社会の関係性には金銭価値では測れない要素もあることを常に意識しておく必要がある。

社会的資本は、市民活動をしている割合、相互扶助に役立つ活動をしている割合、そしてその集団の他者を信頼する度合いに反映される。社会的資本には、一定のルールによって規定されたネットワークと互助的関係へとつながる過程によって成立する構造の部分と、社会の構成員によって共有される価値体系とがある。人間関係は多くの場合、横のつながり（たとえば友人関係）と縦のつながり（たとえば世代間）に分けられる。そのつながりが社会の構成員の間だけに限定的なものなのか、もしくは、規定された社会の外の他者にまで拡大するものなのかということが検討される場合は、横のつながりのほうがより重要視される。こうした外の他者とのつながりが弱い時、集団間の衝突の危険性が増し、他の集団とのつながりのない集団内で暮らす者にとっての不利益は甚大になってしまう。

社会的資本の量は利用される量に依存する。関係性による使用が増大するほど、その社会における社会的資本は

(2) 多くの国々では、精神障害者は、他の疾患による障害者に比べて、より少ない保障しか受け取れないでいる。（たとえば、入院中の保障など）

(3) 経済的資本とは、社会の物質的な財の総量を意味し、人的資本とは、社会の経済生産人口の数を意味する。

増大する傾向にある。そして、社会的資本の使用が減るほどに枯渇する傾向にある。また重要なこととして、社会的資本の増加は、多くの場合、人的資本の増加につながる。さらに、これは経済的資本の増加にもつながりうる。しかし、その逆は必ずしも真とはいえない。

社会的資本の枠組みによって示される社会的つながりは、経済的及び政治的領域に重要な利益をもたらし、市民生活の質の向上につながる。市民社会、相互扶助のルールの遵守、相互信頼が、小児、障害者、高齢者などの社会的弱者の支援や保護などの補助に役立つ。うまく構成された社会は犯罪率も低い。他の社会とも前向きな橋渡しを保ちながら良好な関係を維持し、家族内で絆を保つことができれば、社会の文化的財産を保ちながら争いや衝突を避けることができる。社会的つながりが強いことは、疾患の予後や経過にも良い影響をもたらすことが示されてきた。社会的資本の観点では、社会の中の個人すべてに価値があると考える。完全に他者に依存して生活している者にも価値がある。なぜなら、彼らを支援するというのは倫理的に評価されることであり、社会が受け入れた価値を体現するものだからである。

市民社会は豊かな社会的資本で特徴づけられるものである。そのような社会では道義的規範が倫理的規範より優位に受け入れられる傾向がある。さらに社会の中で弱者（病気やそれ以外の理由で障害を持つ者など）を支えることや、人々が病気を抱えたり、燃え尽きたりするなどの大きな問題を抱えることなく危機を乗り越えることを可能にする。実際に、文明の段階つまり市民社会の成熟度は、社会が弱者や声なき市民に対してどれだけ注意や支援を注げるかによって測ることができる。

社会的資本の成長と、適正にデザインされたメンタルヘルス制度との間には明らかな関連がある。精神障害を有する人々への支援は、彼らが居住する社会そのものにかなり強く影響されるのである。精神障害および精神障害を有するものへの否定的な態度は、彼らが治療につながることをも困難にする。その社会に属する人々が困窮する者への尊重を持たないのであれば、精神障害を有する人々に対する尊重もないであろう。この状況は、疾病とともに生きる者にとっては痛ましい状況である。精神障害を有する人々は、他者とは違う特徴を持つ者として受け入れてもらうことのできるネットワークのある場を探さなければならない。しかしそのような場は、前述のような支持的ネットワークが維持されるくらい社会的資本が十分に発達している状況で初めて見つけることが可能になるのだ。

メンタルヘルス・プログラムは社会的資本の成熟にも寄与する。メンタルヘルス・プログラムは、衝動的な行動をとる傾向にある精神障害者に対してケアを提供することによって、彼ら自身がその衝動を自分でコントロールすることを可能にしていく。また、家族、患者、医療従事者などが相互支援をするのを助けてくれる。適切な時期に適切な形の支援を援助することにより、精神障害による間接費用を軽減することができる。プログラムが効果的に構築されれば、燃え尽きや社会的不調を予防する方法を示すことができる。

メンタルヘルス・プログラムを改善するための多くの施策もまた社会的資本の増加に役立つ。社会の接点及び家族の健康を支援する法的施策は、メンタルヘルスを援助し、社会的資本の増加へとつながっていく。人との違いや異常に対する許容範囲を広げることを目的とした学校やその他の若年者向けのプログラムは、人間関係を良好にし、メンタルヘルスそのものを促進することに寄与するのである。慢性精神疾患（認知症など）を持つ人々にケアを提供することの意義に気づくことで、支援者自身がその任務や人生を支えられることになる。そして、同時にこのような気づきは、他の形式の社会への市民貢献を押し進めることにも繋がっていく。活発な相互扶助の維持及び市民社会の構築を強調することは、社会が障害や暴力その他の社会心理的問題に直面した際の反応などを含んだあらゆる面で、より良く機能するための一助になるのだ。

社会生活の中で横のつながりを重要視することは、家族のような伝統的な集団の中でのつながりを否定するものではない。むしろ補完するものである。それはまた、社会の中で関連のある人と無い人との間で構築される縦のつながりを邪魔するものでもない。したがって特に困難を抱える市民を社会全体で支援する必要があるときなどは、フランス革命の精神である「博愛」を「連帯」の精神で補うべきだと主張することは妥当であろう。

フランス革命の三番目の精神である「自由」もまた市民社会の中で補完される必要がある。行動の自由には、他の市民に対する責任が伴う。障害者など恵まれない人々のニーズに対応することは、社会の人々すべての自由を向上させることにつながる。市民社会として成長する社会では、責任は家族や仲間のような小さなグループにのみ帰結するのではなく、社会のすべての人たちに、またすべての人たちの人道性に関わる問題となるのだ。

自由と責任のバランスを保つことは、限りなき自由を邪魔することとなり、生活の質が必ずしもあがるとは限らない。自由とそれに伴う責任を上手に扱えるようになるためには訓練と経験が必要である。その訓練と経験がない場合、自由の押し付けは負担と感じられることさえあるのだ。東欧では政治の変革により、各々の義務や生活活動は他人によって規定されると考えていた何世代にもわたる多くの人々の生活が一変してしまった。人生の活動や生活の質が良かったか悪かったかということよりも、それらの決定権が彼ら自身になかったという事実のほうがより重要なことなのである。突如として、これらの規則や義務（またそれらを遂行することの利益）が消滅したのである。人々は自分や家族のために自らの人生をどのように推し進めていくのか、どのように生きていくのかを決めることを要求されるようになった。人々は自らの思い通りにする自由を与えられたが、そのための訓練や準備は何もしていなかったのだ。経済的な不安定さ、神聖と考えられていた理想の崩壊、軍事的権力などに対する信頼の崩壊などが相まって、（想像以上の生活上のあらゆるものの欠乏状態では）自らが思うようにすることのできる自由は、実は重荷でしかなかったのである。精神科病院で何年も過ごした人々は同じような経験をするかもしれない。発展途上国で起こっている厳格で父権主義的な文化や伝統の衰退は、一部の人々にとっては、新たな自由につながるものであったが、多くの人々にとってはストレスの多いものであった。更に、このことは弱者や高齢者を社会が抱える許容範囲にも影響を与えた。自由をどのように生きるかを学ぶためには、それをどのように楽しみ、またそれに伴う社会的、個人的な責任をどのように受け入れるかを学ぶための十分な時間と支援が必要なのかもしれない。

フランス国王に受託された人権宣言（彼はそれで特に名声を得た訳ではなかったが）も二〇〇二年となった今、改訂される必要がある。自由と同様に人権もまた、その権利を主張する者とその周囲の者が義務を果たすかどうかにかかっている。自由な時間を持つ権利は、仕事やそれ以外の手段、たとえば優しさや理解を通じて社会や周囲の人々にどれだけ貢献できるかにかかってくるのである。他人から尊重されるかどうかは、他人を尊重できるかどうかに関連してくる。病気や高齢による不当な扱いから守られる権利は、異質なものを許容し、市民社会に関与し、社会がより良く機能することへの参加を必要とする権利と義務という社会の枠組みの一部となるのだ。したがって後知恵ではあるが、平等性の追及と同じくらい公正性も追求すること、博愛と同じくらい連帯を大事にすること、自由のために闘うことと同じくらいそれに伴うあらゆる責任を受け入れることを大事にすること、人権の実現を目指すのと同じくらい市民として、あるいはそれ以外の責務を果たすことを重要視することは、実は極めて賢明と考えられるのである。

第2章　発展に関する三つの定説への疑問

保健衛生と教育に与えられる資源の増加、人口増加への抑制、そして（ヘルスケアを合理的に発展させるための）保健サービス研究の実施が重要であることは社会発展のための定説となっている。しかし詳しく検討してみると、これらの定説にそれほど説得力はなさそうである。これらの研究が何らかの価値を持つためには、多くの条件が満たされなくてはいけないことがはっきりしている。

極めて多くの人によってしばしば繰り返し主張されると、それらは真実でありさらにすでに自明のことであるかのように思われることがあり、事実そのような説が多くある。それらの多くは半ば真実であるが、残りの半分は多くの場合「私たちが本当は信じたがっているもの」の表れである。社会経済の発展に関する多くの誤った考えのうちのいくつかを検証するために、特に広く支持されていると思われる、保健衛生改善のための三つの定説について考察してみよう。

発展途上国において、保健衛生と教育に対する中程度の財政的な支援は、意味ある結果を生む

保健衛生環境の貧困さと教育の必要性の大きさという事実は、多くの発展途上国においてはもちろん真実である。感染症は未だに猛威を振るい、非伝染性疾病については患者数、罹患率ともに増加していっている。さらに最近になって、すでに制圧したと思われていた感染症のうちいくつかが再び出現した。マラリアと結核はこの傾向の最たる例である。新しい感染症も流行している。ライム熱、ハンタウイルス肺症候群、レジオネラ症、毒素性ショック症候群（Toxic Shock Syndrome, TSS）、エイズ、エールリヒア症などである（Harvard Working Group, 1995）。

人口の大部分は読み書きができない。さらに、多くの教育施設は荒廃しており、小学校、中学校、高校、大学で行われている指導方法は極めて時代遅れである。そのような教育現場では、教師にはしばしば感情的な燃え尽きが見られる。学校は堕落し、学位が金銭でやりとりされ、政治は学校を冷遇している。それゆえ、保健衛生と教育プログラムにより多くの資源を投資するべきだとの考え方は筋が通っているように思えるが、しかし、おそらく真実ではない。多くの国で保健衛生の予算の増加が、われわれが望む意味での状況の変化をもたらしてはいないのだ。

保健衛生に与えられる予算の増加は、首都において可能な限りのあらゆる最新の診断、治療機器を備えたトップクラスの施設の発展に費やされる見込みがとても高い。あるいは、若く将来を嘱望され、海外の研修に送り出される科学者の数が増えるかもしれない。より現代的でより効果的な医薬品もまた、増額された予算の割り当てを競うリストに載るかもしれない。身体検査や治療が必要になったときに、偉大な業績をあげた特別な重要人物やその友人たちが、その検査や治療のために頻回に海外へ出かけて行くことに利用されることがあるかもしれない。

増額された金銭の使用法として、前述のどれ一つとっても間違いではない。発展途上国が最新の治療技術を手に入れたり、新しい治療技術を開発するために優れた設備の整った施設を発展させたいと思うのは自然な成り行きであり重要なことでもある。研修のために海外留学した人は学んできたことを生かすために一般的ではない施設をしばしば必要とする。もしそのような施設がない場合に彼らは海外での研修の後に母国に帰ろうとはしないということがあるからである。素晴らしい設備はまた、若者が新しい医療の研修のために海外へ行かなくて済むよう、若者のトレーニングに使われるかもしれない。医学はとても急速に発展しており、発展途上国が技術の改良をフォローしていくことが、極めて重要になっていくだろう。聡明な若い医師が新しい技術を母国へ持ち帰ることができるように彼らを海外へ研修に出すことも、もちろん間違いではない。

また、国や人類のために偉大な業績を残した人についても、彼らのちょっとした病気に対する可能な限りの良い治療のために、世界中で当該治療の先進国へと飛行機で行くことは間違いであろうか。このような特権を、その人の友人（中にはその友人自身にも業績がある場合があるかもしれないが）にまで拡大するべきかどうかに関してはもちろん疑問である。

つまり増額された金銭は、このような、あるいはその他これに類した確かに価値有る目的に使用されるが、国内全体の保健衛生はほとんど改善しない。政府の財政支出によって、最新の素晴らしい医療が特定の患者群のために国内に導入されてきたという事実は、国内全体でみると同じ病気を持つ人々の治療や症状改善にはほとんど寄与しない。海外で十分に研修を積んだ若い卒業生たちが帰国して故郷で働く可能性が増すことは、長年に渡って末端で、しかも悲劇的なほどの安い賃金で骨折って働き、しばしば行ってきた素晴らしい仕事に対して特別な報奨金や報酬も無かった保健衛生ケアワーカーたちの燃え尽き予防にはほとんど役立たないのである。業績を残した特別な人を海外へ治療目的に送り出すことは、その土地に住む人々に、自分たちの地域の病院が良い医療を行っているわけでは無いという信念を再認識させてしまうであろう。

教育分野でも状況はよく似ている。追加投資は、しばしば大学院生や大学院卒業生の教育訓練施設増設のために使用される。教育訓練施設の中には、特別な教育用の設備が付帯するものもある。大学院や、時には中学、高校でも、卒後教育を充実させ、他の科学者や教育専門家との意思疎通を促進するために英語で授業が行われている場所もある。時としてシステム全体が、教育改革の準備として、極めて重点的に高い評価がなされることすらある。

しかし教育においても、賞賛に値する変化変革の裏には暗い側面があるということは重要である。いくつかの発展途上国では投資の大部分は、大学院教育の機会を増すために使用された。たとえばコロンビアでは数年前、多くの医学部卒業生を生み出すために二八もの医学校を開校させた。その他の国でも、大学院の設備数は大学院生に適切な雇用を供給するまでに国の能力が成長するよりずっと早く増加する。その結果として生じる困難な問題は、時に別の部門（たとえば再教育を指揮する労働省など）に委ねられる。時として頭脳の流出が雇用創出の圧力を弱める問題の部分的な解決になることもあるが、他の国で働くであろう人々のトレーニングに投資をすることは現実的な視点からは非常に無駄であると言えよう。時に政府が、他国を援助する政治的な公約の一部として若い大学院生を海外に送ることは十分あり得ることだった。ある時期には、多数のキューバからの医師が、本国から一番遠いはずのアフリカ諸国で見られたこともあった。そして時に大学院生たちは、彼らが受けた本来の教育課程とは何の関係もない職業に従事することになる。

外国語での教育では、通常は卒業生が他の国へ流出する結果につながる。教育システム全体への改良は、多くの場合、ごく短期間のうちに失敗する。大胆な改革に直面した教育施設の人々が、彼らが習慣的に教えてきた内容を学びなおそうとすることはほとんどなく、新しい名前をつけて以前と同じ内容の指導を行ってしまう。時に複数の改革が非常に素早く次々に行われ、しかもそのような改革が、システムの一部には手をつけるものの、その他の部分は手付かずにしてしまうことがあり、同じ肩書きの人でも資格が異なってしまうという事態を招くことすらある。

それに加えて、投資の増加の結果として起こるこのような変化や革新は、たいていの場合は末端の学校の問題はそのままにされてしまい、大多数の国民の基本的な読み書きの能力改善にはほとんど寄与しない。小学校の教諭に広がる「燃えつき」の流行や、かれらの教育の質の持続的な低下は歯止めがかけられることなく続くのである。そのような中では、学校やその他の教育訓練施設の物理的な状況はさらに劣化していくことになる。

では、どうすれば良いのであろうか。発展途上国の保健衛生や教育がより多くの支援を必要としているということは真実を半分ほど表しているが、残りの半分の側面を見落としている——彼らは「極めて莫大な」支援を必要としているということである。大きな改革につながらない程度の「ほどほどな」支援増大は、必要な改善にはつながらない。その程度の支援は必要なところへ届く前に消えてなくなってしまうのだ。間違った運営や、組織人員の退廃、過誤などで支援金の一部は消えてしまうのだ。たとえば教科書のエスペラント語への翻訳などといった、不合理な投資の一部はこの先も起こるであろう。しかし一方で、過剰と思われる投資の仕組みによって、傑出した先進性を有する病院を建築するのに十分な財政が確保でき、しかもその後にもなお十分な量の経済支援があるのであれば、地域末端の保健サービスもある程度の注目を受けることができ、医療過疎地域への定期的な医療費分配がなされるかもしれない。多くの奨学生を援助するための十分な経済支援があれば選抜されるチャンスを得るために多くの人が出願をするようになり、その周囲の医師や看護師を招聘することもできる。ひとたび国の病院が優れているとの評価を獲得すれば、国家に特別な貢献をした人も治療を求めて渡航することなく地元で治療を受けるようになるであろう。

しかしながら、このような天恵はとてもありそうにない。時に大きな政治的な変動は、結果として保健衛生や教育分野への巨大な資金の流入を生む。しかしそれは稀なことであり、政治的な投資の約束や外国からの援助もしばしばその後の監査を伴わず言葉だけのものに終わることがしばしばある。われわれはこの先何年もの間、保健衛生や教育分野への追加投資が不十分で稀なものであることを受け入れる必要がある。もしかしたら国外からは、単発にあるいは想像以上に短期間の援助を受ける可能性はあるかもしれない。また戦略的に最も重要な活動が受け入れられるような好機もあるかもしれない。しかしながら、その好機が適切に利用され、長期にわたり継続的に受け入れられるという保証はない。

それゆえ現存する乏しい資源を用いて、考えうる限り最も良い状態で生き残っていくためには、どうすればいいのかを予測することは、理にかなっていて、そして必要なことである。このような立場は、何年にもわたって極めて強い根気と、活動への制限に対する忍耐力を必要とする。保健衛生と教育の分野は、その他の分野の改善と平行して変革して始めて改善されていくという事実を受け入れることも重要である。たとえば司法が強力であれば、法律の施行も可能かもしれないし、定期的にあるいは特別な機会に政府が受け取る資源の適正使用などの援助をすることができるであろう。しばらくのあいだ、付加的なサポートが得られるとしても、政府の一部門の活動（たとえば、保健衛生）がほかの部門より早く成長する可能性は、概して低い。

人口増加は、国家発展への遅延に対する主要な原因であるため、コントロールされなくてはいけない

社会経済的な発展を支援することに携わる多くの政府間の、あるいは非政府系機関によって熱烈に支持され主張される「半ば真実のこと」として、人口増加は危険であるという視点がある。人口の増加は子ども一人当たりの保健衛生に当てられる資源の量を減らし、そのことによって彼らが健全に成長する可能性を減じることになると述べられている。他の専門家によると、地球全体で、特にほとんどの発展途上国では、必要なだけの食料の増産を維持できず、また、食料を増産しようとするすべての努力は国や世界の環境バランスにおいて有害であるとされている。女性の福祉に関わる保健機関や組織は、多すぎる子どもは子どもたちを出産する女性を疲弊させ、彼女たちが国の発展のために完全な役割を果たすことを妨げるという意見を発信している。いくつかの国において、国家主義の精神を持つ政治家は、急速な人口成長は他国からの移民のせいと主張することで有権者からの支持を得ようとしている。保健衛生に関わる経済学者は、子どもの成長や家族の発展のためのより良い環境を提供するよりも、人口を減らすほうがはるかに安価であることを示唆する。教育の専門家は、クラスにたくさんの子どもがいるために適切な指導が困難であると説諭する。彼らの意見によると、それは、子どもの数が多い場合に困難は避けられない結果だと言う。

前述の意見に明確な根拠はないが（たとえば子どもの数の増加が自国から他国への移民の数を増やすか、ひとクラスに何人の子どもなら指導の質がはっきりと低下するかなどは不確かなことである）、こうした意見すべてが事実であると受け止めることは可能である。しかしながら、急速な人口増加が、社会の発展の主要な障壁であるとい

うことは、この評価に関するいくつかの条件が持続的かつ確実にならない限り受け入れられないことである。

たとえば、彼らが今見ているよりも多くの子どもの健康を支援していくことができるレベルまで保健サービスの量を増やすことが不可能であるという、信じるに値する根拠はない。最近の議論では、産業への投資による生産性増大がとても大きいため、政府や産業に関係する他の分野への投資に害を及ぼすことなく、国民総生産の大きな部分を保健衛生やその他の支援に割り当て得ることの可能性が示唆されている。よく引用される、武器や戦争への支出を減らして、余剰分を保健衛生の改良や拡大に使うという考えは本質的に不可能であり、政治家の英知が倫理的、社会的に成熟しない限りそのような保健衛生への支援にはつながらないであろう。

人口増加が地球の資源を枯渇させてしまうとの議論は何年も前からある。それ以来、何年もその議論は繰り返されている。言うまでもなく地球の資源は有限であり、持続可能な発展のための全視野的な戦略はとても有益である。しかしながら、主に人口増加のために発展途上国の資源が枯渇してしまうということを意味しているわけではない。もし世界の資源を保全しようとするのであれば、組織の退廃や、不正、運営のミス、無知、非現実的な計画などへの改善の取り組みは、現実的な課題として人口増加に対する政策よりずっとましである。先進諸国は、ほとんどの発展途上国と比較にならないくらい人口密度が高い。サハラ以南のアフリカの表面積は広大であり、その大部分では耕作が可能である。ラテンアメリカでは人の住んでいない広大な土地が広がっており、農地を得るために熱帯雨林を全滅させる必要はない。アジアの発展途上国にはまだ未使用の土地があり、拡張の可能性をもつ国もある。つまりすべての例において、問題となるのは土地の有無ではなく今日の世界における政治的な現実である。先進国から発展途上国への資源の流れは、発展途上国の農業の生産性を何倍にも上げるかもしれない。地球資源をより公正に利用する政策ができると、人口の増加は遠い将来に問題となる小さなことの一つにすぎなくなるだろう。疑いもなく、人口増加はある時期までには縮小されなくてはいけない。先進国の人口は、経済が発展してからではなく経済発展と平行して自然と減少した。

たしかに子どもを多く産みすぎると女性は疲弊するかもしれない。しかしこのことはすでに以前からわかっていたことであって、世界中の女性の地位に対して悪影響を及ぼす可能性のある他のすべての要因とたいして変わらないのである。こういったことは変えることが可能であり、しかも出産数の調整を強調する前か、あるいはせめて同時に、変えるべきことである。女性は出産を含めたすべての問題に対して、その時々でまさに必要なときに助言や援助を得られるように保健衛生全般で公正な地位を与えられるべきである。本来女性は、生命の作られる仕組みや育児についての教育に対して、より望ましい形でより容易にアクセスでき、多くを学ぶことが可能であるべきである。社会全体が、女性が子どもを産み育て上げているという偉大な貢献についてしっかりと認識するべきであり、その認識は空虚な言葉だけでなく、今日の社会では、価値のある市民を生み出すという至高の任務に対する必要十分な支援という形での給与を払うべきである。子どもの罹病率や死亡率を低下させることは、何人かの子どもを亡くした末にようやく病弱な子どもを一人生き残らせることができるなどという形の子育てのリスクを減らすことである。このことは子どもを産むという判断に強い影響力を持つであろう。政府は、それぞれの家族への支援に対してより気前良くあるべきであり、出産に関しては母親や父親に子どもの世話をするための十分に長い休暇を認めるなど、出産に関してより柔軟であるべきである。このような要求は、「女性は、出産間隔をあけることが、自分自身、家族、子ども、さらには社会のためにも最善である」という推奨事項に矛盾していない。前述の改善要求は、卵管結紮、子宮摘除、長期のホルモン療法やその他の避妊法（とそれらに付随するあらゆる副作用）という即席の解決法と少なくとも同等であるという理由でここに記述した。この分野の国際的な、あるいは国の機関のいくつかは、中絶と家族計画を促すことから、中絶を含む適切な子どもと家族のケアの促進へと徐々に変化していっている。包括的な介入は、その方法論の変化のために、多くの努力と資金と投資を必要とするものであり、このどれもが権力者には歓迎されないため、このような介入に対する受容はしばしば行動ではなく言葉でのみなされる。

近隣の貧しい国々が行う人口抑制のための努力に対して適切な援助をすることによって、自国に流入する移民を減らすという議論は、馬鹿げたそして極めて非倫理的な議論と紙一重である。移民の流入には、その国の人口規模と関係のない多くの理由と障壁がある。もし仮に関連があったとしても、どこか他国に住みたいと願うものがいるという理由で人口抑制政策を促進しようとするのは非倫理的である。

実は経済学者の議論も簡単に論破することが可能である。人口増加速度を遅らせ止めることが、子どもや家族の成長や福祉のための環境を改善するよりも安価であることは事実かもしれない。近い将来に次のようなことが事実となるであろう。生活環境を改善することによって保健衛生制度の利用額を削減しつつ、生産性を持って社会に貢献することができる人口を増やすことから得られる利益は、人口抑制政策によって政策初期に節約できる分を軽く上回るであろう。

人口増加は発展のための主要な要素であり、それを最適化するための多くの指標がある。人口増加の速度調節はある環境では的を射ていると言えるかもしれない。しかしながら、そう主張するためには、人口抑制を発展のための主要な標的とする前に、社会・経済的因子はもっともっと複雑なものであるということを念頭に置く必要がある。

保健サービスの研究は、発展途上国の保健サービスの発展を助ける

しばらく前まで、保健サービスの果たすべき機能やその他の戦略についての研究が、保健サービスの発展に対する主要な潜在的貢献因子として絶賛されていた。優れた保健サービスの研究は、援助をどの分野に使用するのが最

適であるかを示唆し、保健政策立案者がその困難な業務をする上での指針となり、健康問題に対する合理的な思考の習慣獲得における一助となり、科学的に十分考察された方法で行われる監視や観察を基礎として形成されたアドバイスは他のいかなるアドバイスよりもずっと優れていると主張されていた。発展途上国であれ先進国であれ、多くの国の政府は保健研究に投資した。いくつかの国では、保健サービス機能の研究を行うことで保健衛生へのさらなる投資についての助言を行う施設や政府の部門が創設された。保健サービス研究がどのようになされるべきか、そしてその知見はどのように利用されるべきかについての理解を促すような書籍やその他の資料の作成が急増した。この分野で働く個人や、施設の国際的なネットワークが出現した。保健サービスの立案者は保健サービス研究という名のマントをかぶり、保健サービスの発展に関する彼らの予言や推奨は科学的な基盤を持つものであり、それゆえ変更や修飾などはされるべきでないと言われていた。保健サービス研究の結果が保健プログラムの発展に明らかな影響を与えたとか、保健政策とその実施行動に強い影響を与えたということに対する根拠がないにもかかわらず、保健サービス研究は保健サービスの発展に有用であると言明されていた。

保健サービス研究の結果が、何故、保健サービスの発展になんら重要なインパクトをもたらさなかったのか、ということを説明するために紹介すべきいくつかの理由がある。第一に、研究とサービスの変化のリズムは、ほとんど同調しないことが示されている。政府は政治的な状況が要求するときに変化を起こすのであって、研究結果が利用できるようになった時に変化を起こすわけではない。時に政府は、その研究の結果を待つふりをして、国民から人気が得られないであろう決断を下すべき時期を延期するために、保健サービス研究に資金を拠出することすらある。しかし、時に政府の役人は政治的決断のために研究結果を利用すべく用いようとするかもしれない。保健サービスの研究結果が政治的決断のために利用されないのは、単に判断に適切な研究があまりに時間を必要としすぎる（あるいは、さらなる適切な研究によって補足されなければならない）場合があまりに多いため、政治的決断がされなければいけない時期よりもずっと後になってその結果が利用できるようになるだけのことなのかもしれない。

しかしまた、社会サービス部門の研究結果を保健衛生に有意義に生かすためには実際上の困難が多くある。その一つは、研究対象の均一性が不確実であることである。研究者はしばしば結果にあまり大きな影響はないだろうと想定して、変数の複雑さについての考察ではより単純な考察を行ったり故意に省略したりする。都市部である、外国人の血統である、二〇歳から五〇歳の年齢であるなどといったグループ分けは、結果の解釈に深刻な影響を及ぼしうる真の違いを隠蔽してしまうかもしれない。時に社会的な研究が繰り返されることはこの種の過ちを避けるための助けとなるが、しかし変数のグループ化の影響要因に関する十分な証拠はない場合が多く、そのために研究者は「とりあえず作った」変数を、まるでそれが検討すべきグループの規定に適しているものであるかのように使用する。サービス研究の分野を取りまくその他の膨大な数の方法論上の難しさは、これまでのところ現実的または簡単な解答は得られておらず、そのうちのいくつかについてはこの先も単一の回答が得られることはなさそうである。

それゆえ、保健サービス研究がサービスの発展に役立つと述べるためには、それを役に立つものとするための条件を数え上げることが必須となる可能性がある。これらの条件に含まれるものとしては、（ⅰ）保健サービス研究は一度結果が出たならば、政府やその他のサービス提供者がその結果を利用する可能性が高い場合に限りなされるべきである。（ⅱ）決断を下す立場の人により定められた期限内に、研究を終わらせなければならない。それが無理であれば研究者はその研究を請け負うべきではない。（ⅲ）保健サービス研究は、保健システム全体を調べようと試みるよりは、むしろよく特化されたサービス機能の一側面に集中するべきである。しかしながら、このような焦点を絞った短期間の研究結果に対する解釈は、その問題にとって重要であることが知られている種々の要素や、より幅広い状況を勘案してなされるべきである。（ⅳ）保健サービス研究の結果は、推奨計画の主要項としてはならない。このような推奨事項は研究の結果および関連する他のすべての諸要因を勘案して作られるべきである。（ⅴ）

保健サービス研究は、研究の運営者にその研究結果の最終的な受益者を含むべきである。

ここに示した、発展のための三つの定説についての疑問は、広く受け入れられている信念が、表面的な監査にすら耐え得ないという喩えでしかない。複雑な問題を単純化して定説の形にまとめることは、資金を獲得したり、人を動かすためには有用であるが、政策立案や施行においては、さほど有用ではなく、時に有害ですらある。

なぜ多くの発展のための計画が失敗に終わったのかについて理解するために、多くの発展のための定説が批判的に吟味されるべきときが来ていると思われる。このことはおそらく、発展のための新しい規範につながる。そしてそれは労力と資源を節約し、常に中心であるべき「人々の福祉」のための発展を可能で有用なものとする変化であると私は信じている。

参考文献

Harvard Working Group (1995). New and resurgent diseases. *The Ecologist*, 25, 21-26.

第3章　重複と混乱——メンタルヘルスの概念——

精神医学とメンタルヘルス・プログラムにおける根本的な概念の曖昧さが、精神医学とメンタルヘルス・プログラムの発展を妨げている。社会行動で、いったい何が倫理的・道徳的・法的に正しいのか、いったい何が優先されるべきか、ということも混乱している。メンタルヘルスの定義は広い。単に幸せな状態を表すこともあれば、精神病でない状態を表すこともある。精神医学とメンタルヘルス・プログラムの発展のために、関係者が互いに協力することは必要だが、このように、そもそもの概念が混乱している状態では、互いに協力していくことは難航するだろう。

メンタルヘルスの分野では、四つの用語の意味が重複し、それが混乱を引き起こしている。その用語とは、精神疾患・精神疾患を描写する形容詞・精神疾患を扱う枠組み・精神疾患から生じるニーズの四つである。それぞれの用語は、具体的な概念を表し、定義が可能であるが、意味する側面が重複しているため、誤った使われ方をされると混乱を引き起こし、その結果、メンタルヘルス・プログラムの発展が大いに妨げられる。

狂人（mad）、悪人（bad）、精神病者（mentally ill）*

殺人や暴力といった倫理や道徳に反する行為の中には、それが正当化される状況も存在する。たとえば、国を守る戦時下では、兵士による殺人は正当化されるし、革命時には略奪も正当化される。

平時には、殺人や暴力は犯罪である。一般に、戦時下で殺人や暴力を犯す兵士に精神障害の兆しはなく、認知機能は良好である。兵士は、倫理的・道徳的・法的に正しく振る舞うわけではないのだが、他の人々と同じように振る舞っている。精神疾患で苦しんでいる人も、窃盗や殺人・暴力といった重大な他害行為を行ってしまう可能性はある。

また、危険なスポーツをしたり、死にいたるような危険な行動で家族を困らせたり、自分の体に障害を残すようなことをしてしまう者もいる。

道徳的でもなく、倫理的でもない人、つまり悪人も精神疾患を患うことはある。無謀な人が思慮なく罪を犯すこともある。ときに精神疾患を有する人々はとても勇ましくなり、自身の生命を危険にさらしてしまうこともある。悪事と精神障害の関連性は比較的低い。結果としての異常な行為・危険な行為・受け入れがたい行為とそれぞれの

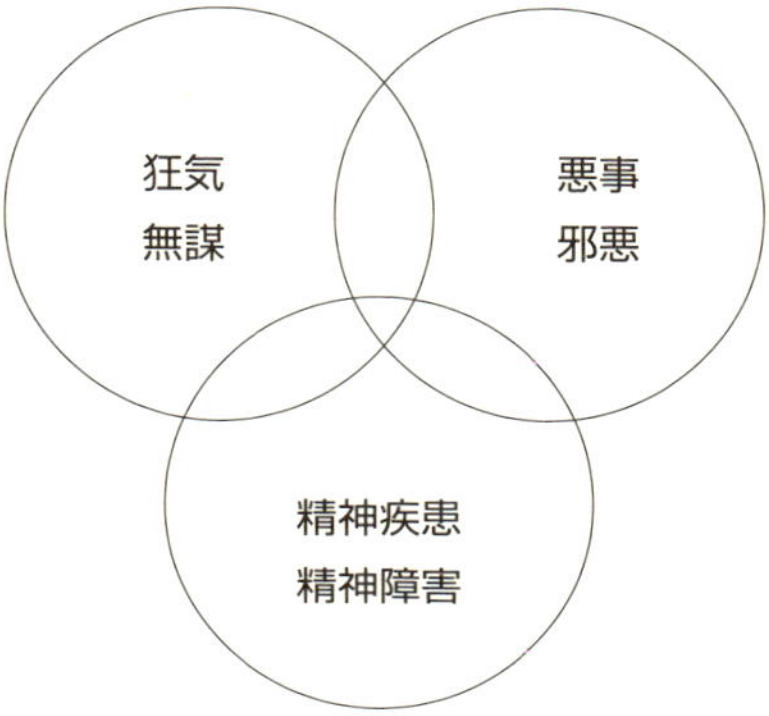

図1

原因との間に、因果関係はない。異常な振る舞いが、狂気によるものなのか、悪行によるものなのか、精神疾患によるものなのかという、三つの分類のいずれに入るかを考えることはとても有用である（図1）。

異常な振る舞いに対処するためには、その原因を考えなければならない。精神状態が正常な人の、危険な反社会的行動には、司法機関が対処すべきである。何を狂気とするかは社会によって変わる。誰がどんな危ないことをするか、それを狂気と判断するかは、それぞれの社会での慣習によって決まる。社会的慣習により、登山が禁止されている山もあれば、水泳やボート遊びが禁止されている川もある。ボクシングではヘッドギアとグローブの着用を義務づけられることもある。そして、精神障害者は援助や治療が提供されるべきである。それによって、精神機能障害を軽減したり取り除いたりすることができるからである。

犯罪は精神障害と関係がないということを、教育・マスメディア・法律・社会福祉のあらゆるレベルで明確にするべきである。そのことによって、精神疾患を持つ人々への偏見を軽減できるだろう。また、犯罪と精神障害の違いを明確にすることで、犯罪防止の効率は良くなるだろう。なぜ

＊脚注　不適切な表現が含まれているが、原著のニュアンスを損なわぬよう翻訳した。

異常性が生じるかということについて、今も概念が混乱している。この概念の混乱が、精神医学とメンタルヘルスへの介入をまとまりなく、むしろ害のあるものにしてしまう。精神疾患を持つものが刑務所に入れられてしまったり、悪い人が精神疾患のふりをして、刑を逃れようとすることが生じたりしてしまう。悪行が、無謀な行動として容認されることもあれば、逆に罰せられることもあるのだが。

道徳（moral）、法（legal）、倫理（ethical）

倫理学は物事の善悪およびそれらの根拠について探求する学問である。道徳は特定の社会におけるある時点で正しいとされている物事の基準を表す。「倫理」とは、ある行動が一般的に望ましい善悪の基準、あるいは是非の基準に合致するかどうかを指す。「道徳」とはある行動がその時点においてある特定の社会で浸透している基準に合致するかどうかということを意味する。さらに「法」に適うとは、ある行動が特定の社会における法律に合致しているかということを表す。

倫理学の中心的課題は何が善であり、何が悪であるのかを知ることである。物事の善悪を決めるには少なくとも四つの方法がある。第一の方法は、神が太古の昔に定め、人間に示した善悪に従うもの。第二は、生物がそれぞれの種にとって有利な進化論的法則にのっとるもの。第三は、文化や宗教が異なっていても変化することなく、繰り返し現れてきた基準に従うもの。第四は、公正かつ賢明な人々のコンセンサスによって決定するもの（それが真実であると自分たちがその時点で考えたという程度のものではあるが）。

倫理的基準というのはあらゆる意思そして目的において、不動不変のものである。もちろん変化することはあり得るが、まれであり、変化するときは科学のパラダイムが変化するのと同じように変化する。

ほとんどの社会、ほとんどの時代において、倫理的、そして道徳的であるための必要条件・規準は重複している。しかしながら、道徳の規準はより急速に変化する。道徳基準はある時代における特定の集団によって作られるものである。道徳基準はときに多数派によって少数派に強要されることがあるし、その逆も起こりうる。また時に権力をもった国が立場の弱い国に対して受け入れを強要する場合もある。その場合には倫理的という偽りの名目のもとで強要される。

「法律」はその社会に浸透している道徳に準拠している場合が多い。時に、廃れて時代遅れとなったり、同じ社会の過去の規則になぞらえられたりする。法律の前文では倫理的な要件が暗にまたは直接的に引用されることもある。ほとんどの社会において、法律法規にはそれを守らなかったものに対する罰則がある。法律が道徳規準に準拠している場合、社会、特に中流階級は、法を守らない者に対して社会的な制裁を科すことで法の順守を浸透させる。

不幸なことに、精神科領域においてはこの三つの概念の違いや重複が理解されていない場合が多い。道徳規準は倫理規定と間違われることがある。法律は倫理規定よりも道徳規準に沿って作られることが多い。

倫理的という形容詞はその時点において社会的な影響を受けた行動の正当性を評価することを意味し、倫理基準とは矛盾する場合もある。健康管理を行う機関や精神科医の行動は道徳によって裏打ちされている。精神医学の濫用はある時点においては倫理的には許容されないが、道徳的そして法的には許容されることもあり、それが異なる時代には通用しないこともある。現代の道徳では、治療方針や精神科施設における非自発的拘束やそれに準じたものに科学的根拠が求められる。科学は私たちに真実を教えてくれ、私たちに道筋を与えてくれると思われがちである。しかし、科学的根拠は不完全なものであり、精神科医の行動は科学には備わっていないものも併せて考慮する姿勢が必要なのである。

精神疾患に関わる法律は多くの国で時代遅れなものである。さらには精神疾患に苦しむ人々に関する法律がない国さえ存在する。ほとんどの法律は、制定されてすぐ、場合によっては制定すらされないうちに廃れてしまう。精神科に関する法律は、知識や物事の善悪に関する認識を反映して変化させていく必要がある。法律と道徳の関連は議論や評価の対象となるべきである。法律は倫理や道徳に沿ったものである必要があり、倫理基準や道徳の規範の中にも段階があることを認識すべきである。法律は制定される社会に沿ったものでなくてはならない。一例を挙げると、本人の同意によらない入院に二人の精神科医によるサインが必要であるということは精神障害者の人権擁護に必要と考えられる。これは倫理的に必要である。しかし、この法律を極端に精神科医が少ない国で施行すると精神科医二人のサインを揃えるのに時間がかかり、入院によって患者を危険から保護することができなくなってしまう。この場合には患者の命やその周囲の人々の命を守る必要性の方が、自己決定の権利を守ることよりも優先度が高い。

病気（disease・illness・sickness）

英語という言語には、病気という概念に対応する少なくとも三つの異なる言葉が用意されている。すなわち、illness は個々の患者の経験に対して用いられる言葉であり、disease は医学的判断に対して用いられる。そこには病理学的過程があり、特定の薬物によりその進行を止めたり遅らせたりすることができる。sickness は個人の健康状態が低下していると社会が認める時に用いられる。たとえば障害給付金の支払いなど。

重篤な身体の病気を除いて、三つの言葉によりカバーされる概念の範囲は著しく異なる。人はときに、医師が器

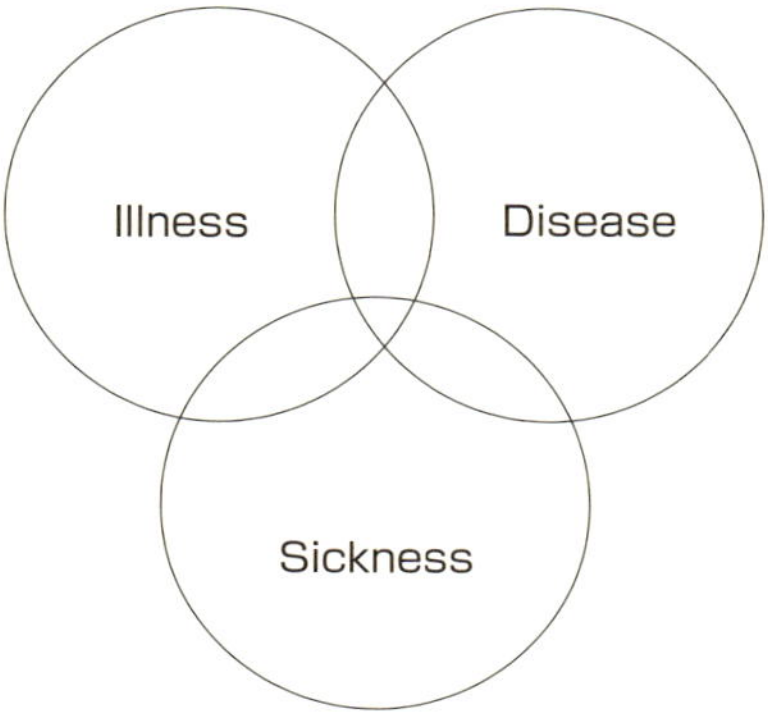

図 2

質的あるいは機能的に身体に異常をみつけられなくても、とても具合悪く感じる。illness は人が医師や援助してくれると思う人にかかる主な理由である。ほとんどの文化や言語が illness を表す言葉をもつ。それらの言葉は、概して、疾病にラベルを貼るには適していない。医師が疾患を表現するのに使う医学用語は、近年、人々の日常会話の中に流入しつつある。ごく普通の人々が「うつ病」などの医学用語を用いて自身の不具合を表現するようになった。彼ら一般の人々がこのような医学用語を用いる場合、特定の疾患を指して用いる言葉を彼らも同じ意味合いで使用しているものと医師は考えがちであるが、そういうことは稀である。（図2）

illness を表す言葉は、公共医療サービスの分野には特に適さない。医療に関わる指針は disease を対象としており illness を対象とはしていない。過去一世紀、われわれはすべての病的な状態が、疾病分類学に集約されると信じて、いやむしろ、確信していた。ある状態を disease と呼ぶには、その原因、その発症機序、その症状、そして病理学的な手法により定義づけられる症候群、治療をした場合としなかった場合の経過、これらすべてを知らなければならない。しかしながら残念なことに、これほど多くのことを、すべての病的な状態に対し理解するという期待はあまりにも楽観的すぎた。現在のわれわれの知識では、非伝染性疾患のほとんどを disease と呼ぶことはできないことを認めざるを得ない。人々が illness を表現するのに使う言葉を放棄するのは明らかに時期尚早であった。もしかすると、過去の世紀において、人類学者が書いた記録に立ち戻り、その時代の医師が患者の陳述を書き記した記録を読み返したほうが価値はあるかもしれない。

sickness という言葉は、苦しむ人を助けるという医療のアートの面を意識すべきだということを思い起こさせる。どのような状態を障害として認め、援助し、年金を与え、治療を提供するかは、社会が決める。今までも、そして今も続く政治的理由による精神医学の誤用は、「一般民衆」と違う（あるいは不愉快な質問をする）人々を排除するのに便利な理由として医学用語や医療専門職が使われてきた悲しい例である。政治的理由による医療の乱用は精神医学に限らない。たとえばアメリカにおける視覚障害の定義は、ほぼ盲目という状態が視覚障害として認定された場合に支払われなければならない金額の試算に多大なる影響を受けている。医師は、その病状が患者の能力を奪っており、ある sickness であるとラベル貼りをし、ひいてはその患者は仕事に就かなくてよいと宣言する権限を、半信半疑ながら受け入れた。この過程においては、disease の状態に付随して起こる illness の重症度は適切な重みを与えられていない。しかしながら、illness の重症度が患者の行動を決定することが常である。患者が助けを求め、治療を受け、生活習慣に関するアドバイスを受け入れるか否かは illness が決定する。

個人の、家族の、社会のニーズ

これまでになされてきた手法で精神福祉サービスに対するニーズを見積もってもあまり役に立たない。ある特定の

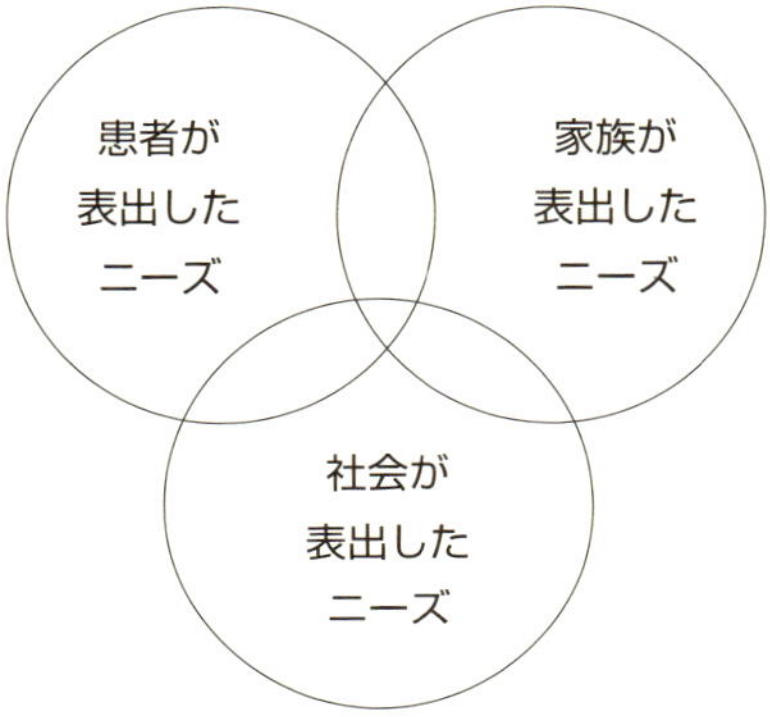

図 3

疾患に罹患している人数を数え、それぞれを治療するのにどのようなサービスが必要かを見積もるのも、簡単ではないし有益でもない。

これにはいくつかの理由がある。それは患者のニーズ、地域社会のニーズ、家族のニーズが、重なる部分もあるが同一ではないことがある。たとえば、政府は治療費の削減に関心があり、そのため、効果が似ていればその中で一番安いものを利用することを求める。患者は治療が苦痛を軽減するだけでなく生活の質（quality of life）に影響を及ぼす副作用がないことを求める。家族は最も専門性の高い専門医によって治療を受けることに熱心でプライマリケア医による治療を拒否するかもしれない。福祉サービスを考える人には次のような疑問が生じる。誰のニーズが最も大切なのだろうか？　時に医師は、患者が政府から提示された治療法やサービスを喜ばないとわかっていても、政府によって課された規制や制限を受け入れざるを得ない（図3）

一つ目の疑問に似た別の疑問も湧く。福祉サービスとは、disease、illness、sickness のどれに対応すべきなのかという疑問だ。これに対し、精神科医は、医療の専門職の一員として治療プランを立てるにあたり、患者の disease に最も影響を受けて判断する。一方で患者は、彼らの illness を取り扱うような治療を熱望する。精神科医はまた社会の一員という役割も担ったうえで患者個々の sickness の度合いを判断しなければならない。病気の三つの側面――disease, sickness と illness――に共通する部分は決して大きくはなく、何を標的にするかにより、治療的な介入は異なってくる。

ニーズの共通部分は治療効果の評価にも影響する。どのニーズが一番に強調されるかという決定は医師の日常の手順を狂わす可能性がある。医師は不愉快な副作用があるとわかっていても disease の症状すべてを取り除いたり抑えたりすることを目指すかもしれないし、逆に、患者は症状のいくつかが残ったとしても副作用が少ない治療を望むかもしれない。

上記に記した一部重複し合う四つの領域の用語は、メンタルヘルス・プログラムの発展と評価に関係する。また、メンタルヘルス・プログラムが社会、患者そして医療者に受けいれられるかにも関係する。これらの用語を矛盾なく使用することをすべての関係者に切望する。今ある混乱は皆に害をもたらすだけである。

第4章　忘れては困る——都市化する地球に必要なメンタルヘルス——

二〇二〇年までに世界の人口の約八〇％は都市部に居住すると予想されている。多くの世界の都市部における保健医療は質的にも量的にも不足している。プライマリヘルスケアを構築するという政治的・社会的コンセンサスは、有用であったが、主として農村部における保健衛生の供給に焦点が当てられていた。都市部において身体的、精神的保健衛生を確保する戦略のためのコンセンサスや世界的な政治的裏付けは、今なお存在していない。都市部でのヘルスケアの戦略に関して合意を得ることが緊急の課題となっている。

猛烈な勢いでの都市化に直面している各国の政府が、都市部における保健衛生の供給戦略を立てていないというのは驚くべき事実である。先進国でも発展途上国であっても、今後三〇年以内に世界総人口の約八〇％が都市に居住すると言われている。この傾向は、工業国が安定した成長を続け、その他の国も革新的な変化を遂げたためである。この変化が新たな健康問題をもたらしたり、現在保健衛生が直面している健康問題を前代未聞の形で拡大させたりするであろうことは容易に予測できる。これらの問題を予想し対応すべく計画を練ることによって、対処がしやすくなることも十分に予想される。

これらの予測については、三つの事実背景を考慮しなければならない。一つ目は将来の都市の大きさに関係する。多くの都市が、今日ある最大の大きさにまで成長したとしても、それ以上の成長をやめるということは起こりえないであろう。いくつかの発展途上国ですでに見られている傾向から判断すると、未来の都市は未曾有の大きさ、すなわち二千万人から三千万人の人口を有することとなる。巨大都市はただ単に大きくなるだけでなく、現在とは異なった創造物となっていく可能性がある。それは大人が大きな子どもではないのと同様である。ヘーゲル派哲学でいうところの「革命」ともいえるこういった変化によって、都市を管理するためにこれまでに培われてきた知識と管理方法のほとんどが、巨大都市の生活を取り扱う上で部分的にしか役に立たなくなるだろう。他の社会福祉事業と同様、保健衛生機構もそれが有用なものであるかどうかの判断には、現在の戦略の適用と機能の仕方を体系的に吟味する必要があろう。規模の変化はまた、都市がもはや装飾的な市庁舎と儀礼的な市長を持たないことをも意味している。国家レベル、もしくは数カ国を併せた規模にもなる未来の巨大都市は、ルーマニアや北欧の国々を全部合わせたくらいの規模の国の政治的な方向性や力を持つことになる。

二番目の事実は急速な成長をとげるその国家の歴史的位置づけに関連する。都市部での成長速度は、工業立国よりも発展途上国のほうがはるかに急速なものとなっている。第三世界の街での生活は、危険や欠点はあるものの、農村部での生活よりはまだましである。街は農村部からの人口流入のため、人を引き付けて離さない磁石のようになる。多くの国の村人たちは、腐敗した行政、飢饉、過酷な環境、高い人口密度のために過去最大の人的被害を伴うようになった天災との闘いに疲れ果てていく。彼らの生命力は、はるか遠方の株式取引が反映された経済的困窮により、そしてとてつもなく大きな建物の建築費用により、また（その多くは予防可能な）伝染病の持続的な流行により、ゲリラ戦のように消耗させられ弱っていく。初めに都市に移住した人たちのサクセスストーリーや気楽な暮らしの話が影響力を及ぼしてきたように、都市部で何もかもが簡単に手に入る状態も影響を及ぼす。

村人たちは、もはや少人数でゆっくりと都市部へ移住したりはしない。彼らの都市部への流入の動きは大規模である。彼らは、自分たちの文化や習慣・生活様式も一緒に携えてやってくるものの、彼らの文化は狭く限られた面積に密集して暮らすには適さないものである。彼らはまず、何もかもが手に入ることにびっくりする。引き続いてその富が自分たちのものではないことにがっかりする。より良い生活への彼らの探求は、最低賃金の（そして何の保障もない）仕事から、犯罪・暴力・売春にいたるまでさまざまな経路をたどる。都市へ来たばかりの人々の保健衛生は、彼らが元いた村では適切なものであったとしても、彼らが今現在移り住んでいる街では適切なものではない。

第三世界の都市部は、単に対極にある先進工業国より成長が速いというだけではない。いろいろな意味で異なる点がある。一九九五年における一ヘクタール当たりの人口は、カイロでは三七五人、カルカッタでは二二〇人であった。それに対し、ロンドンでは四〇人、ニューヨークは四四人である。発展途上国の都市部における児童・青少年の数は先進国よりもはるかに多く、一般にこれらふたつのタイプの国々の間における人口構造の違いを反映している。ほかにもしばしば軽視されているような差異があり、保健衛生を組織する際にはとても大きな問題となる。たとえば発展途上国の一部（ラテンアメリカ諸国など）では、家族に捨てられた児童や青少年の数が先進国よりもはるかに多く、早い速度で増え続けている。

三つ目は、多くの国々で都市部人口の主要な供給源である農村部の人口構成とその主な機能が急速に変化しているという事実に関連している。健康な若者たちは、育った家を真っ先に離れてしまうことが多く、その結果として障害者や高齢者、そして子どもたちが農村部に取り残されて、農村部総人口の中での割合が増加することになる。都市部で成功できなかった人や、職場での劣悪な労働環境のために障害を抱えることになった人たちが農村部に戻ると、ますます農村が自立して機能するための能力が失われていくことになる。

そうして都市部に近い村はますます都市部とその需要に依存していくようになる。近代的農業による効率的生産への取り組みは農村部での雇用機会を減らし、農村部の無産階級層が増加する。その結果として農閑期になると出稼ぎに出る人が増える。出稼ぎ者は、アメリカなどでは膨大な数に達している。農村部での生産様式の変化は、村を離れて都会へ移住しようとする人々へさらなる理由を与えてしまうことになり、農村部へ戻ろうという希望や想いはなくなってしまう。

都市部での精神障害

都市部における精神障害の有病率は、農村部とは異なる。たとえば中国では、統合失調症は都市部で有病率がより高く、農村部では学習障害が多い（Cooper & Sartorius, 1996）。一九九五年のイギリスでの調査により、うつ病性障害、全般性不安障害、恐怖症が農村部より都市部で多いことが明らかとなっている（Meltzer et al., 1995）。都市部には農村部よりも、慢性の精神疾患に罹患した人々が孤立したまま数多く生活している。工業先進国の都市部で生活している精神疾患を有するホームレスの人々は、途上国でいう浮浪者精神病と対比することができるかもしれない。しかしながら、これらの二群間で比較検討した場合に死亡率が類似しているかどうかは明らかでない。都市部のスラム街や寒村はいずれも医療や適切な栄養摂取指導の利用が難しい場所であるが、これらの場所で早期脳障害と関係する精神障害がより多い可能性が示唆されている。残念ながら、これらの場所での精神疾患や精神障害による死亡率に関する統計や臨床研究はあまり信頼性のないものであったり、まったく情報が得られなかったりする。

薬物依存、アルコール依存は都市部の精神健康問題だと言われてきた。しかしながら第三世界での多くの地域（パキスタン、タイなど）では都市部と同じくらい農村部で薬物依存が問題となっているのだ。そしてアルコールの乱用や依存といったアルコール関連疾患による種々の被害や損失が多くの国の農村部で発生していることは疑いようがない。

統合失調症に関する研究では、途上国と先進国では精神障害の経過と予後に違いのあることが指摘されている。しかしながら、発展途上国と先進国の都市部と農村部における統合失調症とその他の精神障害の経過と予後に関する系統的比較はまだ行われておらず、またそのようなデータが近い将来に得られるようになるとは考えにくい。統合失調症のような重要で罹病率の高い精神障害に関して正しい事柄は、他の精神障害や神経疾患についても正しい可能性がある。都市部と農村部での有病率の差についてはこれまでも言及されてきた。これらの差がある理由について一致した見解はないが、少なくともその一部分はおそらく生活環境によって疾病の経過と予後がばらつく結果であると思われる。

都市部と農村部での精神障害の有病率の差に関連した情報が多少は得られるのに対して、都市部における心理社会的問題の深刻さに関するデータは全般的に欠けているといえる。暴力などのさまざまな反社会的行動と同様に、高血圧などのストレス関連障害・孤独・失名辞（anomia）などは都市部に典型的なものと考えられている。工業先進国の都市に見られたものが途上国にも存在するかどうか、また存在するとしてどの程度質的に異なるものなのかを知るのは難しいことである。メキシコやコロンビアなどの一部の国々では暴力が流行するかのごとくそれぞれの地域に存在してきたし、それは農村部でも都市部でも同様であった。そのような国での暴力を、典型的な都市の問題として断じることは困難である。

将来的には、精神的・身体的疾患の有病率は、都市と農村とであまり差がなくなっているかもしれない。たとえば近年の発展途上国では、慢性疾患に罹患する人々は健康状態に対する援助が得られる都市に移住するため、都市では一部の慢性疾患の有病率は増加している。また、過去アメリカにおいて精神障害を持つ人を含む家庭の密度が病院の周辺で増えていることが示されたが、似たような現象が、新たにつくられた集落での精神科病院のごく近くで起こっている。たとえばナイジェリアのアベオクタにあるアロ精神科病院周辺がそうである。道路や安価な輸送交通機関など、ある町と周囲の地域との交通が発達することによってこのようなタイプの特定集団の移住は減少する可能性がある。その結果として、都市と農村の間での差は小さくなるであろう。

最近の報告では、将来的には感染症が世界の死因第一位になり、人為的に制御されたと考えられていた多くの感染性疾患が死因ランキングの上位に返り咲くだろうという悲観的な予測が出されている（Harvard Working Group on New and Resurgent Diseases, 1995）。ジフテリアは独立国家共同体（Community of Independent States）の国々で成人の主要死因として浮上した（ロシアだけで、一九八五年から一九九二年の間に倍増したのである）。マラリアと結核は多くの国で重要な問題となっている。ペストはインドで復活しており、コレラも中南米で出現している。デング熱・出血熱・黄熱病はほとんど知られていなかったいくつかの病気（ライム病、ハンタウイルス症候群、毒素性ショック症候群、エイズ、エーリキア症など）と同様に、公衆衛生専門家にとっての優先リストに上がっている。ほかの過度な社会経済発展と同様に、人体の脆弱性とともに、生態系の変化や水質管理、巨大開発計画、公害、特定種の乱獲（魚など）などによって感染症が増え続けて公衆衛生学上の問題となることを確実なものとしているようである。もはや疾病は農村部だけとか都市部だけに限定されることなく、両方の地域で特に貧困者を直撃するという事実があるのだ。

都市部におけるヘルスケア介入

現在のところ、都市部では農村部で見つけられないようなヘルスケア介入の機会が得られる。人々が健康増進キャンペーンに接しやすいし、医療従事者は都市に集中していてそこに留まる傾向がある。特に先進国でのスラム街の住人は機知に富んでいて、ヘルスケア活動に参加しようという意識がある。ヘルスケアのための資金も見つけやすい。ヘルスケアやその他の社会福祉サービスの職員研修も開催しやすい。医療施設の質の保証もそれほど手間のかかることではない。医療資材を組織的に供給することも容易であるし、検査機関を有効に活用することもできる。政治家や著名人が、ヘルスケアの苦境を目にすることで改善のために乗り出すこともある。学界と現実世界との隔たりも小さく、多くの住民にサービスを提供している医療保健施設においてさまざまな医療従事者の研修が実施されている。

都市部においてヘルスケアを改善したり提供したりする機会の多くはあまり活用されてはいない。しかし都市部での健康戦略を明確にしたり、ヘルスケアを実施するために必要となり得る投資額を計算したりするうえで、これらヘルスケア活動への参加の機会について覚えておくことは重要である。

行動が可能な分野

有用で有効な戦略をたてるための必要条件は、その戦略構築に使われた用語の定義と構想に、共通認識が得られていることである。都市のヘルスケア戦略の場合、以前使用されてきた構想の多くの意義はこの数年で変わってしまった。大都市や市町村に関する定義で現在広く受け入れられているものはない。もともと農村部には、自宅周辺の土地を耕作している農業従事者が住んでいた。しかし、今では街から来た中産階級以上の人々が別荘を建てて住むようになり、今や優雅で魅力的で趣のある地域となり、さながら昔からある街並みのようだと言われることもある。一方、従来の町の中心部は、かつての姿を失ってしまい、ジンバブエや南アフリカのアパルトヘイト時代に建設された仮設テント群さながらの状態である。途上国の都市は急速に成長し、巨大な移住者・難民キャンプの様相を呈していることが多い。そういったところは、かつては小中規模で百年以上前に建てられた州や国の行政府があったがすでに荒廃した町の中心部を取り巻くように位置している。町へ新しく来たばかりの移住者は、町はずれに住むことが多いが、町が大きくなっていく過程と、町を形成する集団が都市にできた空間に分布していく過程には大きな違いがある。場合によっては、もともとの部族や村は、新たな集落で再建されるということもあるだろう。また社会階級構造が広がるようになり、金持ちは金持ちと住み、貧乏人は貧乏人と住むということになる場合もある。先進国の町でも、作家や社会学者、人口統計学者が六〇～八〇年前に記述していたこととは異なる状況になっている。都心のスラム街が洗練された金持ちの高価な不動産や家に変わり、それまでの何千もの人々が居住するビル群はその姿を変えてしまう。このような集落の構造と機能についてほとんど記載してこなかった科学者よりも、実は映画監督や小説家の方がよく描写しているかもしれない。科学者たちの認識と現実とのギャップは広がる一方である。新しい都市の配置についてすばらしい記述をする地理学者は、医師を魅了するような記述をすることはまれである。仮に魅力的な記述であったとしても、公衆衛生の政策立案者や精神科医がその文献に従うことはないであろう。

通りや公園といった街並み自体のコンセプトでさえも、場所によって異なる。住宅数が一万軒を超えるような大きな街並みでは、住民同士が皆知り合いであるような多くのヨーロッパの街並みとは随分と意味合いが異なってくる。異なる時期に誕生した町は、建築学的・機能的に他の時代と区別できるようなその時代の特性を有し、その違いは市民の生活やヘルスケアをそれまでとはまったく異なる方法に再構築するという結果になりうる。町で働くために必要な基本的な医学的技能は共通していたとしても、人口統計学的特性（高齢者が多い、子どもが多いなど）その他の特徴のために、ある都市では、他の都市よりも特別なあるいはより多くの技能を必要とする可能性もあるのだ。

用語の意味が変化したのは、都市を説明するための用語に限ったことではない。たとえば、しばしば使用されるコミュニティ（community）という言葉の概念についても同じことがいえる。コミュニティとは、かつては一定の地域に住む相互扶助関係にある人々からなる集団と定義されていた。現在では、その定義はほとんど意味をなさない。相互扶助的なつながりは今でも重要だが、もはや近くに住んでいるだけではそのようなつながりを得ることはない。相互扶助的なつながりは、家族関係・雇用関係・マイノリティグループなどによって異なってくる。行政は、この種のコミュニティの変化を認識しておらず、一握りの人しか利用できない類の無駄な地域保健センターなどを建てている。

現行のコミュニティとして機能することが難しくなっており、ヘルスケアの介入も評価されにくくなっている。

変化の程度は場所ごとに異なるものであり、その「変化」の定義もしばしば大きく異なる。そのためそれぞれの支援の比較、町ごとの比較、介入時期の比較は困難である。

現段階では、進行状況の指標や判断基準の定義、地域（コミュニティなど）への介入方法、また、優先順位の評価のための判断基準に関して一致した意見を探すことは極めて困難であり、適切な評価を下すには時期尚早であろう。しかし現段階では困難であるということ自体、非常に意味があるのだ。現段階での当面の目標は、はっきり理解できて合理的に研究やサービス介入の観測結果の評価ができるように、それぞれの用語を定義し用いることであろう。

次に、町にはそれぞれ特性があるために、個々のケースで適用できる厳格な決まりごとのようなものはないということを認める必要がある。期待される最上のことは、ヘルスケア活動の枠組としての機能を果たすための原則について、一致した意見を模索し続けることである。これらの原則が策定・宣言された上で、具体的な計画を立て、一般市民を教育し、新たな世代の医療保健従事者の育成に使用しなければならない。これらの原則における本質の多くは、すでに何らかの形で述べられているかもしれない。それらをすべての人が理解し使用することができるように、明確に説明することが課題である。

そのような原則のひとつに、都市でのヘルスケアはそれぞれの現場での部署単独で計画したり実行したりすることはできないし、そうするべきではないということがある。この「多部門関与の原則」も、アルマ・アタ宣言［訳者注：一九七八年に現在のカザフスタン共和国で開催されたプライマリヘルスケアに関する国際会議で採択された。］で提唱されてきた。やがてそれは多くのところで、時として不承不承ながらも、また通常は躊躇しながら、実行されるようになった。いくつかの国では、すでにサービスがうまく整備され、いかにして医療サービスと福祉サービスが協力できるか、どのようにボランティアをメンタルヘルス・サービスに組み込むか、そしてどのようにして利用者自身が支援そのものに貢献できるかという点で優れた結果を出している。多部門が協力するための政治的支援は思いつきでなされるべきではない。むしろ政治家や指導者が自ら優先順位を上げて、支援への機能の構造と方法を役人に協力させながら見つけさせ、その結果市民の健康の質が良くならなければ十分な都市の健康改善が得られないことを主張することが重要であろう。政治家や指導者がそういった試みを提示することで、彼らは後々大きな貢献をしたと評価されるのである。

また、急速な社会変化と経済的大変動の真っただ中では、長期的な計画は現実的ではない。ヘルスケアの一般的原則である分配の公正や、精神障害や身体障害へのサービスの供給の同等性などが短期的で特定の計画の枠組で規定され使用されなければならないのに対し、「ローリング・ホライズン方式［訳者注：動的なものを静的なものへと変換するための戦略的方法の一つ。］」の計画とプログラムは困難を伴う。プログラムを実施可能で現実的なものとするために、ヘルスケア・サービスの資源はケアの方向性の変更や活動での大きな再設定がすぐさまできるような形で構造化されなければならない。そのため変更が難しく、命令的な構造ではいけない。

この「柔軟性の原則」に平行して、支出と投資の説明責任と透明性の原則が必要である。コミュニティの住民は、ヘルスケア専門家と自発的なパートナーになるために尊重されなければならないし、ヘルスケアがどのように進行しているのかを見て、自分たちもヘルスケアへどのような貢献ができるのかがわかる機会を与えられなければならない。そのためにはヘルスケア・プログラムの計画立案や実行と評価方法への教育といった健康教育に対しても大きな投資を必要とするであろう。以前推進したような形での健康教育、たとえば病気を媒介する生物の生殖周期に関する教育などは継続しなければならないが、それだけでは、ヘルスケアの目的には十分でない。

ヘルスケアの計画と実行の対等なパートナーとして住民を受け入れるには、医療専門家の定義と彼らの生活様式の大幅な変更を必要とする。しかし、ヘルスケアのパラダイム・シフトには極めて大きなコストがかかる。これらの原則の必然的結果は、個人でも地域の規模でも、身体的健康と精神的健康を促進する活動にも投資がされなければならないということである。いったん住民が健康を重要視すれば、病気を予防する活動に参加したいという意思を持ったり、彼ら自身が治療を相談したいと思うようになるのだ（Sartorius, 1998）。

都市におけるメンタルヘルスケアの改善に有用な可能性のあるもう一つの原則は、進歩は他の国々や地域など外部から学び、その経験を共有することで達成されるということである。このためには情報交換ネットワークの構築や自分自身の成果や国に関するヒューマニスティックな態度の育成を必要とするであろう。

終焉そして始まり

三〇年前、ＷＨＯ加盟国の厚生大臣と公使を召集した世界保健総会では、満場一致でアルマ・アタ宣言を実行するために必要なさまざまな対策を採択した。この宣言とそれに付随する文書により、世界のヘルスケアの新しい戦略が定義づけられ、健康への支援システムを新しい運営方法に方向づける原則と、さまざまなガイドラインが導入されることになった。また、この宣言は多くのヘルスケア課題を比較的簡単に訓練できる職種へ委託する必要性や、ヘルスケアの支出を正当化する緊急の必要性、健康問題の優先度の避けられない順位づけ、すべてのヘルスケア活動における健康部門と他の社会福祉部門の新たな協力の必要性、そして進歩と達成のモニタリングの有用性を強調したものであった。プライマリヘルスケア戦略は、二〇世紀末の社会通念であった倫理的原則が、ヘルスケアに反映された戦略であった。多くの人のエネルギー・知識・善意を用いて、次の三〇年のためにヘルスケア共通の枠組みをうちたてたのである。

プライマリヘルスケア戦略は構想の時点では有用だったかもしれないが、現場での実行という意味においてはそもそも発展途上国や農村部でのケアに適用できるかという点において不完全であった。それは、そういった地域が都市へと発展していく中での変化を見越したものでもなければ、その評価や改訂を適宜行うことを想定したうえで実行可能性が検討されたものでもなかった。一九七〇年代の健康問題の大きさに強く威圧されてしまい、その時代に広がった政治的緊張の中で身動きが取れなくなってしまった。

これらの不幸な結末はさまざまな形で明らかになっている。プライマリヘルスケアは、ヘルスケア・システムの中での一戦略としても、あるいは単なる投資対象としても多くの国々で公衆衛生やその他の政策決定者の多くにとって魅力がなくなっている。都市の健康問題や農村部での変化に直面したことで、厚生労働省はさまざまな戦略を取っている。しばしば、それらの戦略は一部分もしくは全体が相互に矛盾しているにもかかわらず、同じ国内であるいは同じ都市内でさえ、同時に実施されようとしている。健康計画は、時代遅れの公衆衛生学的概念に基づいており先見性を欠いている。ヘルスケアへの投資の決定は、突発的で、相変わらずやってきた目の前の危機へ対処する必要があるためになされる。公衆衛生活動のためのデータは、定期的には収集されていなかったり、いろいろな理由で（通常は政治上あるいは管理上）信頼性にかけていたりする。経済的緊急性が、倫理的にしばしば容認しがたい決定を正当化するため引き合いに出される。多くの部署が関連し、発展させる必要性のあるさまざまな領域の専門家を寄せ集めた複雑なメンタルヘルス・システムは、プライマリケア・サービスにおいてすべての問題の改善策として信用が得られないまま策定されていく。

今日の、そして明日以降の都市のメンタルヘルス問題は数多く存在し、そのことはとても重大である。これらの問題は、都市や農村部の住人の生存や生活の質を脅かしている他の健康問題を引き立たせることにもなり、またさらに悪化させる。もし人類の大部分が生きる価値のある未来を持ちたいと思うなら、これらの問題に取り組み、克服しなければならない。

未来における都市の、精神またはその他の保健衛生の問題に打ち勝つための戦略形成は、帰納的方法で、途方もなく稀で、すべての種類の資源を勝ち得た状況下で達成された戦略の成功例に基づいて進める必要がある。また、メンタルヘルスやその他の支援が発達した町で実証された実行者の熱意や創造力から、その長所を学ぶ必要がある。ヘルスケアを構築する中で、そして多くの人道主義的努力の中で得られた経験を生かさなければならない。

将来のより良い都市のために適切なヘルスケア供給のための必要な戦略やサービスをつくることは、多くの問題を抱えた定められた方法がない領域での、生死をかけた冒険と言える。しかし同時に達成することで、物質的、道徳的観念の向上が約束されている。この「冒険」では、成功はかつてないほどに多くの協力と、住民全体、患者やヘルスサービスの利用者、科学者、医療者、医療分野の政策決定者、メンタルヘルスやその他の企業間における、国家的、国際的で、生産的な協調の上に始めて成り立つであろう。新たな世紀に入った現在、すべての関係者によって共同してつくられ使用される戦略は、われわれすべてにとって必要不可欠な課題となった。新たな世紀は、人々がただ都市にいる羽目になるということではなく、都市をくらしやすい場所にするという決意を共有すべきである。ともに成長することで、彼ら自身や後に続く世代の人々の生活の質を改善し続ける可能性が開けるのだ。

参考文献

Cooper, J.E. & Sartorius, N. (eds.) (1996). *Mental Disorders in China. Results of the National Epidemiological Survey in 12 Areas*. London: Gaskell.

Harvard Working Group on New and Resurgent Diseases (1995). New and resurgent diseases: The failure of attempted eradication. *The Ecologist*, 25, 21-26.

Meltzer, H., Gill, B., Petticrew, M. & Hinds, K. (1995). *The Prevalence of Psychiatric Morbidity Among Adults Living in Private Households*. London: HMSO.

Sartorius, N. (1998). Universal strategies for the prevention of mental illness and the promotion of mental health. In *Preventing Mental Illness-Mental Health Promotion in Primary Care*, ed. R. Jenkins & T.B. Üstün. Chichester, UK: John Wiley.

第5章　モーツァルト効果と克山病

モーツァルト効果とは、特定の音楽作品を聴くと、一時的に脳の機能が高まり他の方法では制御できないてんかん発作が減少することがあるという思いがけない発見である。しかし、有益な結果をもたらし新しい道を切り開く可能性につながるようなさうなる研究にはつながらなかった。克山病（Keshan Disease: 訳者注：中華人民共和国黒竜江省克山県に発生した風土病）は、食物中のセレン欠乏による症候群である。ここ二〇年以内に解明され、予防や治療が可能であることが示されたが、この発見をした科学者たちについての情報はほとんどない。この病気が引き起こすメンタルヘルスの問題と公衆衛生上の重要性は長年知られていたにもかかわらず、世界のほとんどの地域においてこの問題に取り組む必要があるという積極的な行動に発展することはなかった。

これらの例に限らず、発展途上国の科学者による熱心な研究や公衆衛生上の積極的な介入を施すに値する情報が、ほとんど顧みられることはなかった。これにはさまざまな理由があり、今日のメンタルヘルス・プログラムの発展への重要な教訓を含んでいる。

モーツァルトの『二台のピアノのためのソナタ（K448）』を聴くと、難治性てんかん発作の頻度が減少する。また、空間認知力を高める作用がある（Jenkins, 2001）。他にも効果があるかもしれないが、これに関する確かなエビデンスはない。

克山病は心筋の多発壊死を特徴とする心疾患である。重症なケースでは死に至る。それほど重症でないケースでは心肥大が唯一の症状であることもある。

モーツァルト効果は重要な発見かもしれない。この特定の作品あるいは音楽全般による効果の研究は脳機能研究のひとつの道になり得るかもしれない。もしかしたら、それによって認知機能の改善法がはっきりとわかるかもしれない。あるいは、モーツァルト効果はてんかんをはじめとする発作性疾患の治療やケアにおいて新たな視点をもたらすかもしれない。現在、少なくとも四千万人のてんかん患者が治療を受けていない。

その主な理由として以下があげられる。（ｉ）治療を提供できる医療機関を受診しなかった。（ⅱ）有効な治療薬を入手できなかった（あるいは治療費を支払えなかった）。（ⅲ）発作の頻度が減少したため定期的に服薬しないか、あるいは服薬中断している。（ⅳ）服薬を忘れている。（ｖ）病状が安定した後も服薬を継続する必要があるという説明を誰からも受けていない。（ⅵ）不快な副作用よりもたまに起こる発作の方がまだましだと考えている。

もし特定の種類の音楽を聴くとてんかん発作をコントロールできるということが証明されたら、特にてんかんの頻度が先進国の一〇倍近くある発展途上国においてはこれを治療プログラムに使うことを考慮するかもしれない。そういった発展途上国において、先進国からのあらゆる発明のうち音楽は最も人気のある輸入品なのである。音楽を聴くことは、確かに長期間の抗てんかん薬の内服より副作用が少なそうであり、これまで開発されたどの治療よりはるかに安価な治療かもしれない。

また、音楽が特定の種類の脳機能に何らかの効果を発揮するのであれば、ある種の精神疾患の治療にも役立つ可能性があるかもしれない。数年前、精神遅滞の人々は統合失調症患者と音楽の好みが異なることが示された。これらの発見はモーツァルト効果と同じ脳の構造と関連があるのだろうか。他にはどんな疾患のもつどのような機能がどの音楽に反応するだろうか。他のどんな音楽が脳あるいは他の身体器官に同じ効果をもっているのであろうか。

しかし、モーツァルト効果の証明と、そのことで得られる可能性のある利益は神経科学者・精神科医・てんかん学者から強い興味をもたれることはなかった。

別の話ではあるが関連のある理由で、克山病の原因の発見は科学論文ではあまり評判にならなかった。克山山麓に住む人々に、わずか六五年前に発見された奇妙な疾患がある。それ以来、中国のほとんどすべての省、主なものでは吉林省・遼寧省・山西省・甘粛省・山東省などその他六州で見つかった。それは丘陵地帯に暮らす人々の心臓に障害を起こすものであり、都市部や沿岸地域に住む人々には見られない種類の障害であった。また、この病気は、中国北部では厳しい冬季に多く発生するのに対し、南西部では夏季に発生する。罹患率には季節性の変化が見られた。罹患率は年ごとに異なる。北部では出産年齢の女性が罹患しやすいのに対し、南西部では二～七歳の子どもにより頻繁に見られた（Rotschild, 1981）。風土病的に流行していた間に、家族のうち何人かが罹患したのかもしれない。発見され報告されたときに治療法はなかった。しかし、比較的すぐにこの疾患のメカニズムが明らかになり、セレンの不足が原因であると特定された。セレンの供給により疾患を治療あるいは予防することができたのである。

世界の一部地域でしか見られない疾患は他にもある。しかし、伝染性はないのに、季節・天候・居住地といった例外的条件と関連がある疾患はまれである。明らかな遺伝的な基盤はないが、ひとつの民族だけに現れる疾患もまれである。疾患のメカニズムが正しく解明され、疾患の予防はもちろんのこと、治療法が確立されて医学および公衆衛生領域の問題として扱えるようになった点も非常にまれである。

モーツァルト効果と克山病には共通点が一つある。特定の音楽が脳に及ぼす特別な効果の発見は医学界ではあまり関心を引かなかった。克山病は疾患のメカニズム、治療、予防が過去数十年間に確立されてきた数少ない非伝染性、非遺伝性疾患の一つであるが、関連する発見は広く知られていないままである。発見者自身も業績を誇ってよさそうなものだが、そうしなかった。政府は彼らに報酬を与えなかったばかりか、心臓病学会やその他の学会は私の知る限り彼らにいかなる賞も与えたことはなかった。

世界のさまざまな地域での精神疾患の頻度と重症度に関する疫学的な情報も同じ「謎」を提示している。なぜ、約三〇年前すでに精神疾患あるいは神経疾患の患者が世界に少なくとも四億人いると推定されていたのに、メンタルヘルス・プログラムあるいは疾患の原因や治療の研究に多額の投資がなされなかったのだろうか。それらの疾患の多くに対する治療は、適用可能であるし、高価ではないし、中には一次予防手段の適用で防止できた疾患もあったであろう。

このような疾患の情報がインパクトを与えなかった理由はいろいろ考えられる。克山病に罹患するのは、米国やヨーロッパ各国といった心血管疾患研究の中心地から遠くはなれた地域の人々であった。疾患の記述は広く読まれていない科学雑誌に掲載されてきた。それらは主に中国語で書かれている。たとえば、いちばん大きな症例研究論文は黒竜江風土病研究所の紀要に掲載され、著者も不明であった。子どもにおける同疾患について述べたルー（Z. Lu）の報告は広州の地方誌に掲載された。関連する論文はヨーロッパの雑誌にも見られたが、それらのほとんどはセレンとその効果を扱っており、克山病そのものについて扱っているわけではなかった。疑いなく内科の分野で最も重要な書籍のひとつであるハリソン内科学には疾患のごく短い記述があるが、疾患に関する参考文献のリストはない。主な医学辞典の中には疾患をまったく記載していないものもある。

しかし、同様のことが他の発展途上国での出版物や発見の多くにおいても当てはまる。パテルとスマチパラ（Patel & Sumathipala）は最近の論文で、六つの主要な英語の雑誌（米国三編・ヨーロッパ三編）の三〇〇〇近い論文のうち、米国やヨーロッパ以外の国のものはわずか六％であると報告した。パテルとスマチパラはこの不均衡に関して可能性のある理由をいくつか挙げている。研究者は英語が苦手だったのかもしれない。論文の質が低かったのかもしれない。世界の他の地域からの論文に対して何らかのバイアスがあるのかもしれない（事実、統計を出しているいくつかの雑誌によると、第三世界の国々の著者による論文の方が拒否率は高い）。提出される論文の数が少ない。編集者は発展途上国に関する情報あるいは発展途上国からの情報は、ヨーロッパや北米の先進国を主とする読者層にとって、関心の少ないものだろうと感じているのかもしれない。

パテルとスマチパラの仮説のうち、最も危惧され最も説得力があるのは、発展途上国ではほとんど研究がなされていないため投稿数が少ないということだ。研究のための資源が少ないことはこの残念な事実に対する説明のごく一部に過ぎない。研究に慣れていないことも関与するかもしれないが、それだけでは説明ができない。研究分野に対する賃金が安いため臨床業務への負担が大きくなりすぎることもしばしば理由として挙げられる。しかし、長時間臨床で働いてさらに余暇に研究をするというのは多くの先進国の研究の方法であったし、今でもそうである。パテルとスマチパラの論文では言及されていないし議論もなかったが、発展途上国で（ことによると世界中で）研究に従事しようという意欲が保てなくなってしまっているということも理由として挙げられる。

臨床家を研究に向かわせる理由には、学問的な評価や立身出世・同僚やスーパーバイザーからの尊敬・国内外の臨床以外の医学分野に進むという可能性が含まれる。一部の研究者にとっては、人体や宇宙あるいはそのほかの事柄の機能を理解したいという知的好奇心や願望が重要な動機であるが、大多数にとってはそうでない。研究への従事の動機であったこれらの理由すべてが弱まっているようだ。多くの国で、博士号や科学的な業績への尊敬は衰えかけている。なくなりつつあるのはそれらだけではない。数百年の間、人々はさまざまな方法で自己主張や名誉を得てきた。貴族に生まれなかった人々は牧師・陸軍将校・学者・政治家になることができたし、裕福になることもできた。現代では、人々に認められるこれらの方法は魅力を失い、裕福であることにとってかわられた。学者として認められるようになることより、お金をたくさん稼ぐことの方が望まれるようになったのかもしれない。
加えて、医学部や大学の研究所やその他の学術機関の数が非常に多くなったので、自国でその分野の研究をすべて行うのは次第に困難となっている。これらの研究所のいくつかでは教授の資格を獲得するには、出版物や科学的な業績に加えて、あるいはそれらのかわりに、さまざまな要素が絡んでくる。そうでなければ他の研究所との区別はつかないのだが。現在では臨床家として評判があがったり裕福になったりすれば海外とコンタクトをとる方法がたくさんあるため、研究を通じてそのような機会を得るという手法もいくらか魅力を失ってしまったのかもしれない。

研究の技術も洗練を増している。数十年前に生物学的な研究に従事したいと思った臨床家は大学卒業後の専門教育を終えてからでないとできなかった。今日では、遅れて研究の世界に入った人々は、一〇年以上前から業績を積み、研究以外のことをほとんどしていない神経科学者と競争しなければならなくなった。疫学的な社会科学的な研究の方法がさらに洗練されると、かなりの努力と資金がないとそのような研究をするのが困難になる。そのため、臨床研究は臨床医が最も従事しやすい研究領域となる。しかし、この種の研究は実験室での研究や疫学研究ほど容易に出版には至らない。貧困が続く多くの国々では主な研究の形態は新薬の治験である。治験のプロトコールはスポンサーによって完全に決定されるため、研究を通して研究室の地位を高め、資金を稼ぐための潤沢な基金が用意されている。しばしば研究会や学術大会あるいはその両方への旅行代も支給されるというさらなる利点もある。そして、多くの人にとってとりわけ魅力的となる可能性としては、この種の新薬に関連した研究は、自国の政府や国際的な機関と、研究費支援をめぐって闘わなくてすむことだ。また、高度先進国において個人による後援や研究所の後援による研究は減少しているようである。その理由は、そういった研究の一部で搾取されたり潰されたりされてしまう危険性があるということが今ではよく認識されてきたためである（Sartorius, 1988）。

しかし、克山病の場合がそうであったように、たとえ発展途上国で重大な医学的発見がなされても、その業績は発見された国以外では科学者や臨床家に知られずじまいとなってしまうであろう。先進国で見られる疾患の経過に直接的な影響のある発見は例外かもしれない。東欧の国々での研究や発見においても状況は似ている。それらは、ともかく疑いの目を持って見られてしまうのだ。スターリン時代になされた「発見」には疑わしいものがいくつかあったので無理もないのだが。科学情報の流れは概して一方向性である。北西欧や米国から世界の発展途上国や東欧の国々へ、そしてもっと多くが米国から西欧へと。

モーツァルト効果についてはどうだろうか。なぜこの発見についての情報は、概しててんかん学者や神経科学者を惹きつけなかったのだろうか。モーツァルト効果についての研究のすべては先進国でなされてきた。難治性てんかんは先進国にとっても発展途上国にとっても問題であり、ひょっとすると先進国にとってより大きな問題であるかもしれない。なぜなら治療に反応して発作の抑制が得られるタイプのてんかん患者は通常治療を受けており、公共医療上の問題とならないからである。神経心理学や認知の研究は現在流行している。米国やヨーロッパには、モーツァルト効果を探求しその科学的および臨床的重要性を評価できる優れた機関がたくさんある。

関心が得られない理由には二つの説明が考えられる。一つ目は、脳への音楽の効果の探求は誰も手をつけてこなかった領域であるということだ。それは、てんかん学者にとって研究の主たる分野ではない。神経心理学者は関心を他の領域、具体的には特定の認知機能に関連する脳の構造の局在や神経可塑性といった認知機能研究に向けてきた。精神科医の関心は、ある種類の疾患の患者はある種類の音楽を他の音楽より好むという発見で止まりであった。医学研究評議会であるMedical Research Councilやその他の研究資金を助成している機関・団体は、援助する価値のあるトピックの選択を十分にきちんと検討していないと非難されないよう、ハイリスクな（それゆえにハイリターンとなる可能性のある）領域へ投資するよりも、ある程度確立されている研究領域への資金援助を選択したがる傾向がある。彼らはしばしば将来ある一定の利益を生む可能性のある研究よりも、以前の業績をふまえて資金の投入先を決定するという、「勝ち馬に乗る」戦略を適用してきた。

二つ目は、モーツァルト効果の発見をめぐってさまざまな議論の余地があったことから、モーツァルト効果は興味深いアーチファクト以上のものではない可能性が高いと考え、研究をするような人がほとんどいなかったということである。ハイリスクな研究に年月を費やすことは研究者や研究所にとっても著しい不利益をこうむる結果になるかもしれない。補助金の延長あるいは財団からのさらなる資金を受けるために出版物や結果を出さなければならないという現在の風潮では、少しでも困難を伴うことが容易に想像される長期間にわたるハイリスクな研究は、発見により利益がもたらされる可能性があるにもかかわらず資金を得ることはもちろん許容される見込みすら少ない。

これら二つの説明は表裏一体である。資金が得られる見込みが少なくなれば、科学者たちは方向転換するだろう。研究や研究中の事柄の理解にさらなる進歩がなければ、他の科学者や資金を提供する機関にとっても、そのような研究の魅力は同様に減少するだろう。研究への資金提供の方法における変化の最近の傾向は、実りは多い可能性もあるがリスクの高いといった研究を避けることへの理由になっているかもしれない。以前は、研究所の部門長がイエスと言いさえすればハイリスクな研究と考えられたとしても何の困難もなく研究ができたし、実際しばしば行われていた。また最近になって、研究資金は複雑な方法で申請されるようになった。しばしば考え方にまったく大胆さのない委員会が申請書を読むことになる。それゆえ、ハイリスクな研究が行われる見込みは減る。そのため科学への利益も減るかもしれない。現在、以前のような研究への資金提供の方法が減っていることは残念なことである。現在と以前とを合わせた何らかの方法が、科学のさらなる進歩をもたらす見込みのさらに高い方法になるだろう。

メンタルヘルス分野において、疫学的な情報が政策に与える影響力が乏しいことはもうひとつのなぞであり、先にあげた二つより結果に直結するという意味で重要である。

この不合理には少なくとも四つの説明が可能である。一つ目は、精神疾患の重要性に関するデータが理解されにくい方法で提示されてきたことである。二つ目は、データが提示される時期がよくなかったということである。三つ目は、データは適切に提示されているのに偏見や政策上の優先順位などにより政策決定者がデータに基づく行動をとらないということである。四つ目は、データは適切に提示されているのにさながらスローウィルスに感染したかのように影響力を持つまでに長期間を要することである。

一方、政策決定者に理解されにくいデータには二種類ある。一つは、データが複雑で理解しがたい場合である。もう一つは、データは疫学者には有益だが政策決定者にはまったく意味のない形で提示される場合である。政策決定者はたいてい精神医学の専門家ではなく、それらにほとんど興味や関心を持っていない。疫学者は政策決定者が自分たちと同様に関心を持っていることを期待するが、実際には多くの場合そうではないのだ。バーバラ・ウートンは一九八〇年に犯罪者と裁判官の「記録」の違いについて以下のように記した。

> 裁判官と検察官は、自分も似たような状況に置かれたら、法廷に立たされている犯罪者と自分自身とは少なくとも可能性としては似たような誘惑にかられる存在であると考えるようである。犯罪者の心を探るうちに、彼らは実際自分自身の心に浮かぶものと同じものを見ているに過ぎないと思われる。同様に、立法者も自分自身の心の中に浮かぶ事柄に基づいて刑法を起草する傾向があるようである。たとえば、死刑になるとわかっていれば自分だったら強盗をするときに銃を持っていかないだろうという想像のもとに死刑を提起するものである。

ある程度までは、もちろんこれでうまくいく。しかし、しばしば「動機なき犯罪」と呼ばれる類の、私たちがその種の罪を犯す誘惑に駆られることさえ想像できないような犯罪については、伝統的な法廷心理学はあてはまらない。

政府の役人にとってデータを提示しに来る公衆衛生の専門家は、彼らにとってはしばしばウートンのいう検察官にとっての動機なき犯罪者と同じように見える。たとえば、なぜ政府の役人は軽度精神発達遅滞の人の数についての発表を聞かなければならないのだろうか。誰も彼らに関して特別な行動を求めるとは思えない。患者家族は不平を言うわけでもなく、死に至るほどの障害でもなく、なにより世界は多様な人々で成り立っていかざるを得ないのだ。役人が発表を聞く時間をとったとしても、果たしてデータをどう扱うべきなであろうか。疫学者は精神的に健全な生活および人々の能力が最大限に活かされることを目標にしているが、役人が同じように考えるとは限らない。この場合、データは役人に対して何の影響力も持たないだろう。

政策決定者に行動する必要性を納得させるには、おそらく疫学データは今までの方法とは異なった提示の仕方が必要なのである。第一に、それは政府の見解と関連した情報を伴っていなければならない。第二に、どのようにその情報が政策決定者すなわち所管大臣によって利用されるかを示すという方法で提示されなければならない。大臣の関心は、次の選挙で再選されることと、政府や自分自身をあらゆる種類の困難から守ることである。彼らは自分の関係する圧力団体に対応し、医療関係者が不満を抱いたりストライキを起こしたりするのを防がなければならない。彼らは他の省庁の要求から自らの領域とその予算を守らなければならない。そして、もちろん彼らも人間であるから、自分自身の人生においてもさまざまな問題を抱えている。年間に人口一〇万につき一四人という罹患率の低い疾患について話を聞いても、彼らが早急に行動を起こすことはなさそうである。

疫学者が自分たちの知見を政府の行動基盤にしたいと望むならば、政策上の優先事項を決定するプロセスを学び、政策決定者の私的ならびに公的優先事項と関連づけながらデータを提示する必要がある。おそらく、データとして罹患率を示すより、現在の患者総数について話すほうが得策だろう。あるいは、その他の事実、たとえば治療介入を行った場合の予算削減の可能性や、質の良い治療施設の建設による公衆衛生面の改善などと関連させることができるだろう。そして選挙にも有利となる事柄と関連させることも可能であろう。

不運なことに、疫学領域の卒後トレーニングには上述の方法論についての特別なトレーニングは含まれていない。「科学論文の書き方」に関するトレーニングに、時間的にも経済的にも余裕のない中で、心理学的な問題に対してはもともと関心のない政治家に対して、その重要性を理解してもらうためのデータの示し方の方法論に関するコースが加われば、はるかに有意義なものとなるであろう。

政策決定者がデータを軽視することの二つ目の説明は、タイムリーであるかどうかと関係がある。研究や政策決定に関係するさまざまな理由により、政府の選択と関連したデータを作成と同時に政策決定者が利用できるようにするのはほとんど不可能である。ときどき、最高の情報を提示したいと思う疫学者は、データを最新のものにしたり研究を完成させたりするまで結果を提示しない。どちらの戦略においても、すでに今や完璧となったデータはどれも使われないかもしれない。政治的な過程は一〇〇％確実なことにのっとって行われるのではない。一番ましな推測を用いて曖昧さの中で決定し、何が有効かを推論するのである。

データを提示する相手の選択は、もっとずっと難しい問題である。精神医学やメンタルヘルスの適切なトレーニングを受けた政策決定者はほとんどいない。ほとんどの発展途上国において政策決定者が精神医学に触れるのは、おそらく地元の「精神科病院」への五日間の訪問を通じてである。そこで、彼らは入院患者の奇妙な行動を面白がり、あえてそんなにたくさんの危険な人々のいる場所で働く職員の勇気に感心させられるのである。精神医学のもう少しましなトレーニングを受けた人でさえ、過去数十年間に発展してきた治療の効果にはしばしば気づいていないのだ。精神科領域に関連するすべて、たとえば治療関連施設・精神科施設の職員・診療内容・患者の家族は精神疾患にこびりついているような偏見にさらされているため、政治家は人間的に開かれたメンタルヘルス・サービスの開発を手伝うよりも洗練された心臓手術部門を設立するほうが高い評価を受けるであろう。

提示された推定値があまりに大きくても、政策決定者の腰が引けてしまう原因になる。メンタルヘルスの問題を解決するためには巨額の投資が必要である。一般の医療機関を受診した人の中で、相当の割合の人々がメンタルヘルスの問題を抱えていたという事実は、すべての医療従事者へのメンタルヘルス領域に関するトレーニングの組織化と、大学医学部や保健職員や他の学校における医学カリキュラムの変更が不可欠であることを意味する。精神疾患を持つ人々が利用している悲惨な治療環境を改善するためには、治療施設・職員教育・食料供給・治療薬供給にかなりの投資を必要とする。政策決定者は、ほとんどの場合そのような予算を精神医学に充てることはない。それにもかかわらず、とても貧しい国においてさえも、世論は何らかの行動を必要とするため、政策決定者は何らかの行動をするだろう。そして、まれな疾患を治療するための設備の整った高価な治療施設を一～二カ所設立するといった極めて矛盾した投資をするだろう。

しかし、精神科医療について熟知している政策決定者さえ精神疾患の頻度に関するデータが提示された場合には行動したがらないものである。多くの場合、政策決定者は、変化や緊急事態、差し迫った大災害や政治的な困惑の際には迅速に行動に移すことを強いられる。精神疾患は伝染性の性質を持っているものでないのだ。精神科領域への政策は何らかの形で長い間存在してはいたが、これまでに成し遂げられたことはほとんどなく、疾患や有病率への劇的な効果をあげたことはほとんどなかった。役人はそれゆえ、疫学的な推定値を見てもだまって手を引いてしまい、頑張って行動しようとは思わないのだ。

問題との時間的距離も重要である。特定の問題、たとえば環境汚染による死亡率が二〇年後に増加するという予測は、典型的に無視されるか政府が普段持ち合わせているたくさんの言い訳の一つによって反撃されるかである。

たとえば次の選挙までの期間といった短い期間を想定した上での結果の見込みは、しばしば驚くほど効果がある。

最後に、政策決定者や政治家に示されたデータはスローウィルスのように働くということを除外することはできない。いったん政治制度の中に入ると、疫学的な情報はゆっくりと広がり、障害となる物を乗り越えていく。時にはその過程が進行しているサインが見える場合もあるが、いつもではない。初めて提示されたときにはあまりに信じがたく聞こえた情報も、時間がたつにつれよく知られるようになり、ついには行動の基盤として受け入れられるのだ。同じ人々に同じ情報をたびたび示すことや、異なる情報源からたびたび報告することは、「熟成」期間を短縮するかもしれない。矛盾する報告がないことも、その過程を速めるのに役立つであろう。また、たとえば思春期の子どもたちの薬物使用に関するデータのように、政策決定者が共感する対象に関するデータをドラマチックに提示することも政策立案には役立つであろう。

喫煙は「熟成」仮説のよい例である。喫煙の有害な影響に関するデータは一九六〇年代後半、ＷＨＯの執行部に提示された。執行部の委員会が集まる部屋から灰皿が取り除かれたのは約二〇年後であった。禁煙の専門家を募集するにはさらに数年かかった。喫煙反対への戦いがＷＨＯの優先事項になるにはさらに一〇年かかった。世界の健康問題の主要な原因のひとつである喫煙の有害な影響に関するデータの熟成には四〇年間近くかかったのである。

メンタルヘルスの諸問題の頻度や重症度に関するデータ、それらを扱う実現可能な手段に関するデータの熟成にも、似たような時間がかかっている。そのようなデータがＷＨＯに初めて提示されてから約四〇年経って、ようやくＷＨＯが精神疾患に対する取り組みを優先事項としてきたという歓迎すべきサインは、この「熟成」仮説を裏付けているように思う。

参考文献

Jenkins, J.S. (2001). The Mozart effect. *Journal of the Royal Society of Medicine*, 94, 170-172.

Patel, V. & Sumathipala, A. (2001). International representation in psychiatric literature. British Journal of Psychiatry, 178, 406-409.

Rotschild, H. (ed.) (1981). *Biocultural Aspects of Disease*, pp.347-348. New York: Academic Press.

Sartorius, N. (1988). Crosscultural and international collaboration in mental health research and action. Experience from the mental health programme of the World Health Organization. *Acta Psychiatrica Scandinavica*, 78 Suppi. 344, 71-74.

第6章　精神医学にまつわる矛盾

メンタルヘルスに携わる者は総体的な社会経済の発展を助ける知識と技術を持っているにもかかわらず、開発計画の企画立案または実施への参加を依頼されることはほとんどない。近代のメンタルヘルスに関する多くの発表や出版にもかかわらず、それら業績を実際に利用するための関連法規策定や実務的な手続きの改善は進んでいない。精神医学と身体医学の共同作業からは得るべきものがたくさんある。しかしこの二領域間には未だに隔たりが存在し、その隔たりは時としてさらに増大している。なぜこのような矛盾が生じるかは不明だが、この理由について客観的で的を射た推測を行うことは可能である。

精神医学に直接携わる人たちの主な活躍の場以外において、精神医学の役割には三つの特徴的な矛盾が存在する。社会経済的および健康促進プログラム作成における精神医学の役割、精神医療関連の法整備、そして一般身体医学と精神医学との関係性である。ここで生じる矛盾の理由は後述するが、この特徴は先進地域よりはるかに発展途上国で明確である。保健衛生に関する意思決定者や公共の保健機関は、こうした矛盾を暗黙のうちに受け入れているように思われる。また精神科医も改善に意欲的であるとはいえない。精神科医は自分たちの臨床業務や研究または教育活動に専念しており、矛盾を解決するため公に論議を提起することはほとんどない。三つの矛盾を黙認することは、その社会において精神医学の有用性を減じ、精神医学を実践している人やこれから実践しようと考えている人々にとって学問としての魅力をなくしてしまいかねない。

社会経済発展の矛盾

政府は国民生活の質を向上させることが目標であると主張する。この目標を達成するためには、産業開発と経済支出能力の向上への働きかけが重要であるとされている。しかし最終目標とされる、より良い生活の質とはどのように定義されるのであろうか。通常は、社会的地位、安心感、健康、精神的充実、自由といった点で各個人が自分自身のために設定した目標を達成したとき、または近い将来達成できると感じたときに生じる充足感のこと指す。そのため、人々が、国民全体の生活の質を向上させようという社会努力に自らも貢献したいといった動機をどのくらいもてるかどうかが、社会発展に決定的な役割を果たす。認知と感情のバランスがとれると、人々は、社会全体の生活の質向上にむけた取り組みに参加するようになり、そういった参加に対する価値がますます高く評価されることになるのだ。

さらに、産業開発や社会文化的なネットワークが急激に変化することは間違いなくストレス過多の原因となる。しかしその社会が伝統的に持ち合わせている力ではこの変化には太刀打ちできない。

しかしながら、メンタルヘルスの指標が、社会の発展のための計画やモニタリングに利用されることは稀である。政府がメンタルヘルス・プログラムへの投資を、社会発展のためのプログラムの中心的な役割を担うものと認識することはほとんどない[1]（Gonzales, 1990）。

政府は、市民が社会の変化へ十分適応できるように、そして多くの市民が地域で社会発展のために活動できるようにするために行うさまざまな取り組みの中でメンタルヘルスのプログラムを用いることはない。

この矛盾した状況には三つの理由が考えられる。まず、メンタルヘルスが有している知見は何か、そしてその技術によってもたらされる効果とは何かについて、メンタルヘルスは明確に説明することを怠ってきた。次に、メンタルヘルスに従事する者の、社会経済的な発展に関わる事柄に取り組む動機が全般的に低いことがあげられる。そ

（1）この傾向には注目すべき例外がある。一九八〇年代の初頭、ベネズエラ大統領は、自国民の知性の発達に投資するという決断を下した。適切な情報に基づいて政府の民主化政策に国民が参加するには、国民の知性が十分に成熟し、争点となる問題への理解が十分になされる必要であると大統領は考えていた。つまり国民は自分がどのような政策へ投票したのか、自らの投票行動に基づく結果がどのようなものになるのか、そういったことへの十分な理解が不可欠なのである。積極的に社会発展に貢献することが、社会が発展するためには不可欠で決定的な要素であると判断したのである。また各個人の知的、感情的、そして社会的資源を寄せ集める事で目標を達成しようとする活動やその貢献度は、国民の健康と知性とに依存すると感じていた。このプログラムは多くの有用な結果を残したが、政変により頓挫してしまった。

して三つめは、大部分のメンタルヘルスの知見は、専門家以外の人々にとってはまだ難解なのである。

たとえば、もしメンタルヘルスの従事者が子どもの養育に関してどのような知識を持っているか尋ねられたとする。おそらく彼らは、両親の関係が良好で物質的にも恵まれている家庭で成長したほうが感情的発達・知的発達が良いと思われると発言するだろう。この知識は平凡で即時的な行動にはまったく役に立たないものであると政府の役人の目には映る。もう少しましな答えとしては、責任を持って養育する少なくとも一人の大人と子どもとが互いに長期的な信頼関係を築くことが必要だと答えるかもしれない。そういう返答ではなくて、病院や保育施設において、多くの養育者が入れ替わり立ち替わりする環境よりも、同じ看護師や教育者にケアが委ねられる方が有用であると実用的な提案ができるようになるには、さらに進歩が必要だろう。このような提案こそが、政府にとって有用な提案であり、機能の高い平和な家庭を子どもに与えよという提案ではないのである。

精神科医療に関する法規の矛盾

一九九一年に採択された国連総会決議一一九は、虐待に対する保護と、精神疾患に対する適切な治療を利用する機会は、人権の一つであると宣言している。WHO加盟国の大臣や全権大使は、精神疾患を持つ人々へのケアに関する多数の決議を長年にわたって採択してきた。地域のメンタルヘルスを発展させること・プライマリヘルスの中にメンタルヘルスの要素を導入することの必要性・地域全体の発展の中で健康の精神社会面にも注意を払うことの重要性・時代遅れとなってしまっている精神科病院を縮小することの有用性・メンタルヘルスのためのトレーニング理念の確立・そのほか数多くの課題がすべてこれらの文書で取り扱われてきた。国内外の政府の協議会や非政府組織は、精神障害を有する人々への支援が組織化され運営されるべきであるとし、その方法に関するさらなる指針や提言を与えてきた。

しかしながら四五カ国で最近実施された、精神疾患や精神疾患に苦しむ人々に関わる法規についての調査では、精神障害を持つ人々の生活に関連した法律や、支援サービスの管理体制が時代遅れであり、時としてむしろ弊害となっていることを示している。調査対象四五カ国の約三分の二で、過去二五年の間に起こった潜在的な必要性の高まりにもかかわらず、メンタルヘルスの原則における大きな変化や法律の変更はなかった。変更がなかった国の大部分は発展途上国に属しており、これら諸国の非常に多くが法律を持たないか、かつての宗主国に倣った不適切な法律を持つ。そのためおそらく、これらの国々において変更はさらに必要と考えられる。調査対象国のうちわずか四カ国がメンタルヘルスを広げていく必要性を自国の法律に反映させていたに過ぎなかった。調査対象国の半数以上では強制入院を規定する大まかな原則しか持たず、それらの国の約三分の一が強制入院期間の期限を規定していなかった。三分の一の国が、監督機関または調査機関を規定していなかった（Poitras & Bertolote, 2001）。

メンタルヘルス・サービスの運営を規定する手順に関しても状況は似ている。それはまるで過去の数十年が、メンタルヘルスに関する法律や手順の正当な変化に何ら重要な影響をもたらさなかったかのようである。メンタルヘルス・サービスへの品質管理の導入は非常に喜ばしい進歩だが、こうした取り組みもまた非常に遅かった。多くの国々では、サービスの質を定期的に管理する仕組みがまだ導入されていない。取り組みがなされている国々でさえ、必ずしもすべてのサービスに適用してはいない。

メンタルヘルス・プログラムを変更する必要性について政府がしばしば認めているにもかかわらず、精神医学の実践のために法律が変更されたという事実はほとんどない。それにはいくつかの説明が可能であろう。おそらくメンタルヘルスに関する法律や手続きは、ほとんど意味を持たないと思われている。そのため立法者は、法律の改変といった困難な手順を踏んでまでメンタルヘルスに関する法律を改定する価値はないと考えている。こうした流れは非常に残念なことである。客観的な検証を行ってきた訳ではないが、熟慮された法律はケアの供給と患者の権利の保護に役に立つことが示されてきた。そうした法律が十分に機能するならば、精神疾患へのスティグマや、疾患を持つ人々に対する差別軽減に役立つのだ。

別の説明をしてみると、推進派となるべき人材が不足しているという問題が挙げられるかもしれない。特に発展途上国において精神科医は多忙であり、彼らは国内外の新しい知見を学ぶために自分の時間のほとんどを割いている。そのため、立案者に法律の変更を導入するよう説得する人はほとんどいないのが現状なのだ。その意思がある精神科医も一部にはいるであろうが、彼らにとっても法律や手続きの改変は極めて困難な業務となっている。また、特に発展途上国では、多くの医師が生計を立てるため、あるいはもう少しだけ余裕のある生活をするために仕事をするといった大きなプレッシャーを日頃から抱えている。そのため、法律を変え精神科病院や地域でのケアの手続きを改善させるために時間を割くことのできる精神科医を見つけることがそもそも難しいのだ。

患者やその家族による組織はそもそも存在しないか、あっても有効な力を持たない。あるいは組織的活動を禁止されている場合もある。こうした組織では財源が乏しく、しかも不定期にしかその財源を獲得できない。さらに組織の職員は専門的なトレーニングを受けたことのないボランティアで構成されているため、日常的にさまざまな困難が存在している。その他の非政府組織、たとえば精神科協会などは、会議の準備や、場合によっては会報の送付以外の作業を引き受けるために必要な資金はなく、常勤の職員すら持たない組織であることも多い。本来はメンタルヘルスに取り組む省庁こそが、こうした業務を請け負うのに相応しいと考えられる。しかしほとんどの国では、こうした省庁に移譲された行政権や財源はごくわずかであるということが実情である。

最後に説明可能な第三の論点を述べてみる。万事は移り変わるものであり、このことは精神医学においてもあてはまる。必要とされる支援の変化が急激で緊急を要すものであり、推進するための労力が莫大であることには論を待たない。しかし物事が成熟していく過程において必要とされる変化には数十年を要するのだ。

精神医学と身体医学の間にある矛盾

精神医学と身体医学は、その二つがもっと密ならば、共にもっと進歩するであろう。メンタルヘルスの問題を抱える人のほとんどは身体医学に助けを求める。そのため受診した一般医療機関ではメンタルヘルスの病気が理解されない。たとえ理解されたとしても、適切な治療を受けることができない。身体疾患に苦しむ人々のメンタルヘルスの問題は、通常は身体疾患と同時に治療されることはない。反対に、精神疾患を持つ人々の身体疾患はどうであろうか。精神医学の臨床現場において、身体疾患への治療は、通常は身体医学の医療機関と同等ではない。精神科医による身体医学の知識はその多くが時代遅れで、新しい治療方法に対する認識も最適とはいえない。

身体医学領域への健康支援機関において、職員のマンパワー不足という問題が多くの地域で増加している。提供されている医療やケアに対する社会の満足度は低下してきている。医学の非人間化（訳者注：人としての暖かみに欠けた医療、つまり患者の心理背景への配慮に欠けた医療現場や医学の進歩のこと）に関する苦情増加への責任はどこにあるのであろうか。多くの場合、医療関係者が対人関係能力に対する技術向上への必要性を軽視してきたところに責任があると考えられる。

それゆえ、もし精神科医と身体医学の専門家が密接で良好な関係になると、またはもし身体医学と精神医学それぞれの新しい知識が両方の医療サービスで共有され使用されたとすると、身体医療ケアと精神医学サービスそれぞれの質を増す可能性がある。こうしたことは数少ない場所で起こっているが、全体的には精神医学と身体医学の間の隔たりは狭まることは無く、一部ではかえって大きくなってさえいるのだ。

両者の間に大きな隔たりがある原因の多くは、両者の過去の歴史に遡ることができる。職場の物理的分離（訳者注：第7章参照。多くの場合精神科と身体医学の各診療科はたとえ同一の病院であっても他の場所に外来や病棟があったり、時には精神科のみ別棟にある事を物理的分離と著者は記載している）・診断や治療的技術における相違・法的手続きとの関係における相違・その他多くの要因が、両者の隔たりによるものである。しかし、なぜこうした状態が長期間続いてきたのであろうか。

おそらくそれは、精神医学に対する重要な科学的エビデンスが蓄積されてきたにもかかわらず、精神医学サービスが管理的であるというイメージ、また精神科医が身体医学に興味がないというイメージが存続してきたためかもしれない。精神分析が有名になりすぎて、また、精神科医が精神分析を社会的、政治的、そしてその他のほとんどの現象を説明するために利用してきたことが、実際の病気の対処に精神科医は役に立たないという評価を生んでしまい、それに精神科医が自ら貢献してしまったことは疑う余地がない。生物学的精神医学を重視する精神科医と、彼らの精神薬理における技能は、おそらく「精神科とはほとんど科学根拠のない話をするところである」という考え方をわずかに変える助けとなってきた。このような流れにもかかわらず、彼らは通常精神医学の中で真の代表と見なされず、精神医学から〝真の医学〟への好都合な改宗者と見なされることから、結局は精神科医の古いイメージのほとんどが残ることになったのだ。

精神科医の近代医学への知識は遥かに時代遅れとなってしまったため、身体医学とは距離を保った関係を好み、そのため両者間の隔たりは存続している。そしてもし精神医学が進化しているとしても、身体科医は結局のところ精神医学にはほとんど活用できるものはないと考えているため、今日の精神医学からはたいてい遅れをとっており、精神医学の知識をアップデートしたいという望みを持ってはいない。身体科領域の医師は、身体症状に対して彼らが通常使用する方法、つまり薬物療法で精神症状に対処しようとする。処方した薬がすぐ効かなければ、精神科医へ診療の依頼や相談などの選択肢を検討することになる。この二つの方法のいずれも、身体科の医師が精神医学を知ることにも、実用的な精神医学の技術を身につけることにもほとんど貢献しない。身体医学から精神医学への診療依頼には、大抵は精神医学的な診断と治療に関する指導を得たいという要望よりも、一般病棟へ入院した患者による迷惑行為の量による影響のほうが大きい。精神疾患の不名誉の一つは、すべての精神科患者は危険で、どこか他に送られてしかるべきという発想が付きまとうことであろう。一般医療従事者は、このような偏見にさらされた状況で行う仕事には慣れていない。

しかしこうした理由だけでは、身体医学と精神医学の両者にとって有害となる相互間の隔たりを十分には説明できない。新しく作られた分野、たとえばリエゾン精神医学や心身医学などは、一部の国で両者間の距離を縮めることに役立っている。その他の国では、精神医学に携わる人々は彼ら自身の学問上の独自性を模索している。独自性が発揮できないところでは精神医学と身体医学との協調が自然と行いやすい領域にあると考えられる病気すべてについて、精神科医自らが関心を寄せずにいる。こうしたことが起こった場所では、精神科医自らがとった行動のため精神医学は最も重篤な症例、つまり慢性アルコール依存症、慢性期統合失調症、種々の認知症、そして複数の障害を併せ持った人々などを取り扱う学問として集約されるようになる。

今日の精神医学が孕む矛盾とは多くの場合、同じ中心的要因によるものである。その中心的要因とはつまり、精神疾患とその疾患の周囲にあるすべての物事につきまとうスティグマに関連したものと考えられる。精神医学（および行動科学）は経済学発展には役立たないものと見なされている。精神医学が幅広く役に立ち、地域全体の発展に寄与するような法改正は、今まで価値を認められたことがない。精神医学は、このようなイメージのために、ごく一部の国を除いて医学の真の一分野としては未だに受け入れられていない。いずれにせよ、こうした矛盾を解決すべきことは明らかである。これは精神医学に携わる人々が今後なすべき重要な課題である。

参考文献

Gonzales, R. (1990). Ministering Intelligence: a Venezuelan experience in the promotion of cognitive abilities. *International Journal of Mental Health*, 18, 5-19.

Poitras, S. & Bertolote, J.M. (2001). Mental Health Legislation: International trends. In *Contemporary Psychiatry*, ed. F. Henn, et al. 2, pp.269. Heidelberg: Springer.

第7章　メンタルヘルス関係者への助言について

健康増進などの開発プログラムは、開発担当者がその知識や経験を十分に発揮できるようにしておけば迅速に立案可能である。この場合には相談者や助言者は、情報伝達のための手段となり得る。しかし実際には提供された助言がそのまま使用されることはまれである。その理由として、助言がすでに既知のものや役に立たないものである事などが挙げられる。助言や相談が開発戦略の重要な一部分となって欲しいという希望は、今のところ十分に満たされてはいない。

政府や主要な保健機構に所属している人を含めて、私がかつて知り合った国際的な保健活動の場で活躍している人々の多くは、実はほとんど誰にも助言をしない。

これはつまり、助言をしても、それに従うつもりの人はほとんどいないということである。助言の求めは時として、助言者のご機嫌をとることが目的である場合もある。また時として、助言を求めるという行動の真の目的が「ある人」に助言をしてもらったという事実のみに価値を求める場合すらある。さらに言えば、助言者の部屋が豪華であったり、助言者自身が興味深い人物であったり、さらには聞き上手であるなど理由で、助言者と時を過ごすための手段として助言を求められることもある。助言を受けるように第三者から強要されたために、助言を求めに来ていることすらあるのだ。また時には、助言して欲しいという要望は、助言者の意見を敬い尊重する姿勢を周囲に示すという意味しかなく、「前置き」として使われることもある。助言を求める行為は、過去の助言や支持を生かさなかった幾多のケースに対する弁解の手段にすらなりうる。

決定権を持つ者が管理上の改善や変革などを議論しようとする場合には、議事進行を推し進めるに際して、中立もしくはバランスの取れた意見を求めようとする。その場合、その地方の役所や政治とはまったく無関係である助言者に相談したいと思うであろう。最善の助言者を見つけようとすれば必然的に時間がかかるし、またその機会を失う前に本当に素晴らしい助言者を得ることなど滅多にないことなのだ。変化を起こすことのできるほどに魅力的で能力のある高い地位にいる人は、常に同じ場所に居続けることはなく、しばしばその立場を代わっていく。着任時に相談を受け継いだ後継者は、本当は前任者の功績を見たくはないし、また前任者の提案をも喜ばしいものとは考えないであろう。

このような前任者によってなされた助言は、新しい担当者によってまったく別の提案に変えられてしまうことすらあるかもしれない。このように、前任者によるこうした頼みもしない助言は、常に不愉快なものとして受け取られる可能性がある。仮にその助言が論理的で理解しやすいものであったとしても、歓迎され受け入れられるということを期待することはとても難しい。他国から招かれてその地の健康状態を検証するとき、もしくは健康サービスの有効性の程度を評価するときなどは、その評価者の見解は「将来の方向性に対する推奨」という形で結論づけられやすい。さらに言えば他国からの招聘は、それを決めた厚生省内の複雑な交渉の結果であり、招聘そのものが目的かもしれない。たとえばある部署が、その国とは異なった保健サービスの紹介者として、もしくは特定の個人が何らかの政策について行動に出るのを恐れたがために、外国の相談者を利用したいとの思いから助言者を招いたということすら有り得る。さらには、外部から相談者を呼んで事態に携わってもらうことで時間稼ぎをしたいという思惑が省庁側にあるかもしれない。仮に適切に機能している官僚制度があったとしても、十分な功績のある相談者を見つけて実際に招聘できるまでには数カ月を要し、さらにその彼の溢れる熱意を抑えて次の予算期間まで待ってもらうことになるため相当の時間が必要となる。そのような状況においては、いかなる相談者による助言や提言であったとしても、誰も従う意志がないためにその部署では不適切なものとなってしまう。また関係官庁にとってさらに厄介なことに、相談者は彼らが都合よく忘れようとしていた問題に注意を向けることがある。また相談者は時として、省庁やその他の関係官庁の誰かに対して自分の主張を吹き込むために利用しようとすることもある。そのことを聞いた誰かが、もし助言に従わなかった場合には「重要な訪問者からの提案が、組織に取って不都合であるという理由からその提案を無視している」といった事実さえも利用しようとするかもしれない。

助言者の直接的な勧告では何も変わらない、つまりどんな行動も禁じられたり支持されたりすることはないといった状況に気づいた時、助言者はあくまで一般論としての勧告を行うことがある。具体的には参考意見として求められた学術的見解を述べるにとどまるということである。このような場合においてなされた主勧告は、後になって他の相談者に必要となることもあるのだ。またさらに詳細な分析をする段階になったときに、他の関係機関の介入も必要となるであろう。簡単に述べるにとどめる、あるいは結論を先伸ばしにするような忠告の方法は、通常は含蓄を富んだものと受け取られて歓迎されやすい。こうした方法を用いることで「どうかこの先もまたお願いします」と感謝の意を告げられることもある。

助言したいとの思いに駆り立てられる時には、たとえその助言が求められていない状況であったとしても、その衝動は抑えがたいものである。たとえば何かが明らかに間違っていたり、明らかに浪費しすぎていたりしていると思われた時にそのような助言したいという気持ちが起こりうる。その時には、ほんの少しの変革によってすべてを正しい方向に変えることができると考えられる場合があるかもしれない。実はこのような時にこそ、本質を隠したかのごとくの言葉を用いた助言が有効であり、そのときこそが助言に従ってもらえるチャンスかもしれない。他国で成功した経緯を話す機会を利用することで、同様の状況についての助言や提言の趣旨が理解できていない保健機関関係者にとっても真実味を帯びた話として理解しやすい話であれば受け入れられやすい。仮にその話が友好関係にある国もしくはまったく直接的な利害関係がない国のものであったならば、はるかに自国より豊かな国ないしはさまざまな事業での失敗が知れ渡っている国の話を聞く場合と比較するとより有効であると思われる。このような戦略では、助言を行うタイミングが重要となる。このタイミングを計り損ねる時は、ほとんどの場合には助言が早すぎるのだ。つまり相手方が提案を受け入れられるようになるまで、機が熟するのを待つ必要がある。もし最善のタイミングに助言するのが難しいのであれば、早すぎるよりは遅い方がよいであろう。遅きに失した助言は、その問題に取り組むに当たって決定権のある当事者にとっては良い方向に導いてくれるものと受け止められるために好印象となる。つまり「もっと早く言ってくれれば良かったのに、でもこれからでもできることがあればしたいと思う」と受け止められる可能性がある。マドリードからパリへの夜行列車に乗った移民労働者に対して、同乗している社会事業相談員が仕事上の権利や危険性について助言するのを目的地に到着するまで控えた方が良いであろう、といった例をあげると理解してもらえるであろう。この場合、労働者の疑問や心配に的を絞った助言が行われる。そして適切なタイミングに行われる助言の例としては最適となるであろう。同様の助言がいち早くなされたとしたら、たとえばこれから移民となるかもしれない子どもが学校で同じ助言を聞かされたとしても、それは十中八九聞き入れられず、また記憶に残ることもないことは想像に難くないであろう。

うまく助言を行うためのその他の方法として、助言そのものを質問形にする、もしくは指導を請う形にするということがある。決定権をもつ人やその周辺の人たちは、もし積極的な実行策を提案したなら拒否するかもしれないが、このような提案の仕方をすれば彼らの考察を歓迎していると受け取り、また機会を見て彼ら自身が解決への道筋を立ててくれるかもしれない。目的を達成するために漠然とした曖昧な言葉を用いるといった熟練した技は、問題を彼ら自身の手によって解決する方向に導き、今現実に何が起こっているのか、またそれをどう論理的に解釈すべきかを、自ら理解しようとする手助けともなるであろう。

これまでに助言のもつ性質を述べてきたが、それにもかかわらず助言したいという衝動を抑えられない人は以下のような三つの注意点を覚えておくべきである。第一に助言はあくまでも求めてくる人にとっては参照でしかないことを理解すること、第二にあくまでも助言を受け入れる側の文化特性に応じた形にする必要があるということ、第三になるべく助言内容を相手が受け入れることのできる程度の量にとどめておく必要があるということである。

助言を受けた側には、その助言を自ら理解しようとすることが要求される。そしてひとたび理解されると、その助言は繰り返し行われる議論や討論会、そして問題解決を目指すあらゆる集まりにおいても紹介され続けるであろう。決定権をもつ人に助言を理解させるということは、そのときの状況における文化や人間関係の研究主題ともなるほどの非常に魅惑的なことなのである。最終的に助言者は決定権者と同等の知識を持つことになるが、しかしすべての責任は決定賢者側にあるため、助言者にとっては決定権者ほどその問題に感情移入できない。助言そのものが決定権者の不安を取り除くために貢献するものであれば、それだけ助言どおりの決定がなされていく。しかし貢献度を数値化することは難しい。このことを考えるにあたって重要なことは、助言者は助言がどのように受け入れられるかまでは考慮する必要はないことを覚えておくことである。しかし助言者はどうしても考えてしまうであろうし、システムの違いによる困難さにも関わらず受け入れられやすい解決法を探してしまうであろう。

助言を行うにあたっては、意思決定者が生活している文化への理解が重要で、それは結婚式などでの儀礼作法を周知しておくこと以上に必要となる。それは簡単に目に見えるもののみに限らず、その社会における階級構造・賞罰機構・儀礼などの文化構造への認識も含めてのことになる。

またこのような文化について言及する時には、その文化的差異はよく誇張されることを覚えておくことも重要である。同じ専門職に就き類似の問題解決にあたってきた人同士、同じ本を読み同じ師に教えを受けた人同士などは、たとえまったく異なった文化に属していたとしても、一つの物事に対して共通の了解基盤を持つであろう。たとえば他人の意見をどの程度尊重するかといった比較的単純な行動規範については、文化間での差異は少ない。そのような類似点を見ることでお互いに文化的共通点があると誤解して判断しまうと、たとえばすべての人々の時間的概念[1]が同じであるとか、すべての人が同じ論理を持っているなどといった間違った考えに陥ってしまう。そのように陥りやすい罠があることを忘れてしまうと、他の文化圏の人々と働いた時と同じくらい、自国の文化内でさえもせっかくの助言は役に立たないものになってしまう。

先ほど述べた三番目の注意点は、助言や提案を理解しやすく受け入れやすいものに変えるため必要となる。大きな変化が必要とされる提案は、大抵においては却下される。すべての人にとって有益と思われるような革新的な改革案を提案できるのは、公共機関への影響力を模索している政治家くらいかもしれない。「助言する人の考え通りには、皆は理解してくれない」という法則のため、ちょっとした助言であったとしても当然助言者の虚栄心が邪魔をしてしまうことがあるだろう。助言が本来のアイディア通りに理解されることなど滅多になく、そのまま受け取ってもらえればもうけものという程度と考えるべきなのだ。

もしこの現実を十分判った上でなされたものであったとしても、助言は殊にそれが目新しいものであれば、即座に理解されることなどはまずない。時には、助言を求める側が真剣に聴いていないこともあろう。さらに、本来の助言が何かもっと素晴らしい助言の前置きと受け止められ、あまり注意を払ってもらえないことすらある。さらには、専門用語を多用してしまったために、助言が不明確で不可解なものになってしまうこともあるかもしれない。それ故に助言は、比喩を用いたり他国の例を出したり、ストーリー性をもたせたり、時には聞く側にとって極めて重要な話題について言及しながらも、異なったいくつかの言い回しを用いて何度も繰り返し提示するべきなのである。そして一度助言が受け入れられたならば、それ以上は繰り返すべきではない。理解した上にさらにしつこく繰り返し聞かせてしまうと、提案自体の魅力を損ない、そして助言者自身がくどくて鈍く不愉快な人物だという風評すら立つことになる。このことはまた、助言する場合には一度に一つ以上の提案をするべきではないということも意味する。

（1）物事が、時間という概念にそって、一つずつ順番に起きるように認識されることは少ない。むしろ、他の概念によって構成されることのほうが一般的である。たとえば、出来事の順序は重要度によって順位づけられたりする。「今がすべて」、すなわち新しい出来事が過去のすべての出来事を覆い隠してしまって、過ぎ去った出来事に重きを置くことはない、ということがよくある。そして過去の出来事に基づいて繰り返しなされた議論を説明するには、多くの場合に特別な努力が必要となるのである。世界文化図譜（The World Atlas of Cultures）は、さまざまな文化を、長期的な時間の流れと比較して現在にどれだけ注意を払っているかを基準として、「現在」の文化と「過去と未来」の文化とに分類している。文化を定義するためには時間という概念がいかに重要であるかの一例である。

助言を受けた人がすぐそれに着手するかどうかは、ある程度は助言者の熱意による。助言者は自分の助言を自ら実践できなければならないし、それ故に彼自身の信念や価値観・倫理観・道徳観に反するような忠告は決して行うべきではない。

私はこの章を終えるにあたり、読者にこれだけは伝えておきたいと思うことがある。あなたが助言することなど避けたいと思っているにもかかわらず助言せざるを得ない時、ほぼすべての助言はあなたの思ったほどには従ってもらえないこと、そしてあなたの助言はそれほど大したものではないとも気づくであろうことを覚えておいて欲しい。しかしながら、うまくその機会をとらえることができた場合、時にはあなたの助言は要石となり何らかの橋渡しの役目となり得ることもまた真実であることを覚えておいて欲しい。

第二部　一般医学とメンタルヘルスの関係論

第8章　プライマリヘルスケアの枠組みと精神医学

プライマリケアに従事する人々がメンタルヘルス・サービスを提供することについて、精神科医は危惧しているようだ。プライマリケア従事者が精神障害を持つ人々に十分なケアを提供できるかどうか疑問の余地があると考える一方で、精神科医ではなくプライマリケア医に相談する患者が増えて自分たちの仕事が減ることも懸念している。

こうした懸念の大部分は、「プライマリケア」という語が主に二つの独立した意味を持っていることと関連している。その二つとは「健康保健の理念」と「初期治療において提供されるサービス」である。プライマリケアとはアルマ・アタ宣言に盛り込まれた語句で、この宣言の後に予防医療の倫理的な枠組みと、ある一定の人々の健康を促進するためのケアと介入に関する対策が明文化された。精神科医だけでなく、健康保健に関わるすべての人々とケアを共有しながらプライマリヘルスケアの枠組みを受け入れることが、精神医学にとっての追い風となるのだ。

プライマリヘルスケアの枠組みの中で精神医療について議論するためには、まずプライマリヘルスケアと精神医学について定義する必要がある。

プライマリヘルスケアの定義

「プライマリヘルスケア」とは健康保健を提供するための基本戦略を表現したものである。この言葉は、一九七八年に旧ソビエト社会主義共和国連邦であったカザフ共和国の首都、アルマ・アタで開催された世界保健機関（ＷＨＯ）の国際会議で採用された。多くの国々の代表がこの概念について何日も議論し、彼らが属するどの国でも体系づけることができる保健戦略として採用したのである。この会議において、プライマリヘルスケアとは他の保健の概念を否定するものではないことを明記した。その目的は、ここで採択された保健の原則を、世界中のすべての国に適用可能にするためであった。コンセンサスを得るためにこのことは非常に重要であり、いくつかの国や組織においては、若干異なった意味でこの語句が用いられることも許容した（コンセンサスとは、必ずしも「全員の一致」を示す語句ではないことに留意されたい。たとえば『American Heritage Dictionary 第三版』によると、コンセンサスを「全体あるいは多数派の意思による意見や態度」と定義している）。

プライマリヘルスケアは戦略の一つであり、特定の活動を意味する語ではなく、健康保健の分野において運営するための活動原理を表している。これは具体的な義務ではなく活動領域であり、優先順位の高さを規定しているのではなく、優先順位の決め方を提案しているだけである。プライマリヘルスケアは、実践的で、科学的に有効で、社会に受容されうる手段と技術に基づいた欠くことのできない保健活動であると表現された。プライマリヘルスケアが達成されるためには、地域社会においてすべての個人や家族の積極的な参加が見られ、地域社会や国家がそれぞれの発展段階に応じて負担可能な範囲の費用で自助と自決の精神に則って行動することが必要とされた。この定義から明らかなことは、第一にプライマリヘルスケアは倫理的で認識論的なものであるということ。そして、第二に初回治療の質を改善することが、プライマリヘルスケアの原則を取り入れた医療システムの根幹をなすことを意味していることである。

医療におけるプライマリヘルスケアは「欠かせないもの（essential）」であるというのが一番目のキーワードである。ここでいう「欠かせないもの」とは、社会が存続するために必要不可欠なものという意味である。どの疾患の優先度が高いかという選択基準は、疾患の頻度、社会に与える損失や問題の大きさ社会経済的発展に対する影響力などによって決まってくる。

プライマリヘルスケアが「欠かせないもの」であるとはいっても、介入の性質を定義しているわけではない。この定義のもとでは、たとえば介入がワクチン接種のように単純なものか、交通事故後の神経損傷治療のように複雑なのかは問題ではない。

プライマリヘルスケアに関する二番目のキーワードは、科学的に正しい手法である。つまり最大限科学的で、さらに有効性が担保されていなければならない。有効性は科学的に証明されるべきであり、医療システムは継続的に監視・評価がなされるべきであり、常に最新・最良の方法であるかどうかを比較検討する手段を含んでいなくてはならない。それゆえ、プライマリヘルスケアの戦略上、データを収集し、経験を集約し、研究チームを設立する義務が医療システムにはあるとされている。もし、他の組織（たとえば大学の研究機関など）がこういった活動を行っていなければ、医療システム自らが行わなくてはならない。

また、政府が治療技術の発展を保証するということは（たとえ、それが研究チームを設立しなくてはならないことを意味するとしても）、多くの貧しい国々にとっては、ある意味斬新なことである。それよりもさらに斬新で従来と異なる考え方として、（これは三番目のキーワードでもあるが）治療が社会的に容認されるものでなくてはならない、というものがある。これは、医療以外の関係部門との複雑な交渉が必要であることを意味する。すなわち、医療部門が提案するヘルスケアの方策に対して、地域の人々には何らかの形で賛成または反対の意思を表明する機会が与えられなくてはならない、ということを意味する。

プライマリヘルスケアに関する四番目のキーワードは、すべての人が享受できること――すなわち、性別・居住地・人種・宗教・年齢・国籍を問わずケアを受けることである。しかし、これを達成するにはさらに困難が伴うであろう。この原則は他の原則よりも受け入れられやすいと考えられる。なぜなら、すべての人がケアを受けられる仕組みを構築することは、少なくとも特権を持つ人にその権利を放棄させることよりは容易であるからだ。

しかし、このようなヘルスケアは、ただ単純にそれを人々に提供すればいいというわけではない。なぜなら、プライマリヘルスケアの五つ目のキーワードが、すべての人々とその家族によるそのシステムへの積極的な参加を意味するからである。医学の歴史において、こうした先例は極めて少ない。この原則がいわんとすることは、病に苦しむ本人およびその家族の合意なしには医療を行うことはできないということである。これは、すべての国における権威と責任の再分配と、既存の医療システムの変革とを意味している。

最後に、プライマリヘルスケアの六番目のキーワードとして、その社会の価値観に見合ったコストをケアに充てる必要があるということである。なにもかもをまかなえる社会は存在しない。何を、どのくらいの費用をかけて実行するかは、個人・政府・メディア・社会全体すなわち関係者すべての価値観に委ねられている。健康であることそのものよりも、自己責任・自己決定が上位に定義されてきたが、コストに関しては、それ以上の記載はない。コストをかけることができるかどうかは、その地域の、その時点での価値観によって決まってくる。健康であることへの価値観が高まれば、それはヘルスケアへの投資が増えることに直結する。もちろん、それ以外の社会的事象への価値観を下げることによって、達成されるべきものでもある。

精神医学の定義はプライマリヘルスケアの定義と比較すると幾分定義しやすいものである。つまり精神医学は、医学の一分野であり、精神障害を診断し、治療することと定義している。その上で、精神医学とメンタルヘルス・プログラムとは異なることを忘れてはならない。メンタルヘルス・プログラムは、精神医学よりも広い意味を持ち、その性質も多少異なっている。メンタルヘルス・プログラムは、以下の目的のための活動をまとめたものである。（i）メンタルヘルスを推進させる、（ii）精神疾患を予防する、（iii）精神疾患の治療を保証する、（iv）精神障害を持つ人のためのリハビリテーションを提供する、（v）さまざまな技術的援助を行う（たとえば急速な社会の変化の中で発生する家庭内暴力などの心理社会的問題を減少させるための技術をさす（1992 WHO）。精神科医は時としてメンタルヘルス・プログラムのリーダーとなるが、必ずしもリーダーにならなくてはいけない訳ではなく、他の人がリーダーであっても構わない。精神医学の知識があることは、メンタルヘルス・プログラムのリーダーとなるための十分条件ではないのだ。包括的なメンタルヘルス・プログラムには、人類学者をはじめ経済学者・生物学者・哲学者にいたるさまざまな専門家の知識と技術がその立案と実行に活かされるべきである。

精神障害を持つ人へのケアをプライマリヘルスケアで行うための基準

精神医学、メンタルヘルス・プログラム、プライマリヘルスケアの定義が明確になって初めて、それらの関係を検討することができる。

公衆衛生上の重要性

プライマリヘルスケアの一つ目のキーワードとして、公衆衛生上重要な問題が優先的に扱われるべきであると記述されている。これは、高い頻度で起こり、引き起こされる結果が重大で、社会経済的な発展に影響を及ぼすという意味である。この観点から考えると、精神障害が公衆衛生上の重要事項であることは明らかである。精神障害はどの社会でも頻度が高く、あらゆる年代、あらゆる文化で起こりえて、人々に苦痛を与え、機能障害を起こしうる。精神障害を持つ人やその家族、さらには、薬剤や治療のための施設など、関係する者すべてが偏見の対象となりうる。精神障害で苦しむ人の数はある程度変動しているが、世界中では控えめに見積もったとして少なくとも四億の人々が精神障害に罹患しているとされている。最近、ＷＨＯと世界銀行では、毎年の経済損失の一〇％近くは精神障害に関連すると試算している。しかも、この数には精神発達遅滞は含まれていない。世界中で少なくとも三〇〇〇万人が重度の精神発達遅滞であり、軽度精神遅滞の人々は少なくとも一億人いると考えられている。世界銀行の試算には、頭部外傷による精神障害、てんかん、脳卒中などを含むさまざまな精神神経障害も含まれておらず、精神障害が現実の社会に与えている深刻な影響についてもっと正確なデータを得ていく必要がある。アルコール、薬物によって起こる精神障害も加えられるべきだが、これらの疾患はしばしば法的、政治的な困難さも併せ持っており、重症度の評価が困難である。

精神障害を診断だけではなく、政府や社会にとっては精神障害に伴う心理社会的問題も大きな関心ごとである。それには、家庭内暴力から、急速な社会変化に伴う文化伝承の破綻などまでが含まれる。こういったことが社会や経済に与えるインパクトを試算することは困難であるが、おそらく計り知れないほど大きなものであると考えられる。さらに、心理社会的因子は多くの疾患の元となることもある。たとえば、それは健康に関連する行動に影響し、ひいては疾患の経過や結果に影響する。精神医学は心理社会的因子をコントロールすることはできないが、心理社会的問題を同定し，それをコントロールする手段を設計することには役立つ。

解決策のない問題は，問題とはいえず，ありのままに受け入れるしかないものである。しかし，解決策があるか，あるいは解決を試みる価値があると考えられる問題に対しては，私たちは行動を起こすべきである。最近まで精神障害に関しては，予防や治療的介入の効果は乏しいと考えられていた。これらの考えは，世界の多くの国においてメンタルヘルス・プログラムと精神医学への重要度が低かったことから起こってきたと考えられる。今日，すべての国において周知され受け入れられているわけではないが，一次予防策は精神障害においても用いることが可能であり，確かな実績も報告されている（Sartorius 1989；Sartorius & Henderson, 1992）。多くの精神障害は治療に反応し，その治療によって罹病期間を減らすだけではなく，後遺障害を減らすことができるという可能性が実証されてきている。こうした二つの報告により精神障害の抱える問題は頻度，重症度から公衆衛生上の重要な問題であるが，それと同時にこの問題には効果的な解決策のあることが判明した。

それゆえに，プライマリヘルスケアの最初の定義を用いて，精神障害の諸問題を解決またはコントロールすることは，国家の健康保健の重大事項であり，精神医学はその国家事業の実行に必要となるものであるといえるのだ。

治療と予防の科学的有効性

プライマリヘルスケアの二つ目のキーワードでは，健康保健のための手段は科学的な確かさを持つことを要求している。この点において伝統的精神医学は難点がある。長い間，多くの国において，精神科医は一見効果がありそうでも，その有効性に確かな根拠のない治療を選択してきた。医学の他の分野でも似たような状況が過去にはあったが，現在は徐々に治療の有効性に関する研究は積み重ねられてきている中で，精神医療は薬物療法を長く行っているにもかかわらず，治療の有効性の確立の点で遅れをとっている。確かに広く有効性に関連した研究は行われている。他の生物学的治療も試されていて、有効性を証明することができず、現在では否定されている治療もある（たとえば、インシュリンショック療法）。その一方で、電気けいれん療法のように適応症がより明確になったものもある。その他の食事療法や民間療法は、科学的に有効なものであるかどうか厳格な検証がなされているところである。

ある精神障害に対して推奨されている治療が有効であるかどうかということに、はっきりしたエビデンスの存在を検討することは、プライマリヘルスケアの枠組みの中での精神医学の主要な取り組みである。精神医学は有効な治療法を持っているということを論証できないと、その厳格な定義にのっとると、健康保健プログラムから精神医学が除かれてしまうことを意味するのだ。

社会的に受け入れられる治療的介入

プライマリヘルスケアの三番目のキーワードは、精神医学を象徴しているともいえる。精神医学はその手段、方法が有効であることを証明しなくてはならないだけではなく、社会的に受け入れられる方法である必要がある。社会的に受け入れられるかどうかは、複雑な基準によるものであり、ある社会的に受け入れらたからといってすべての患者に受け入れられるわけではない。逆もまたしかりである。精神疾患の患者家族と、自己決定能力を損なわない身体疾患の患者家族とでは、その役割が異なるという事実によって、さらに複雑な状況が引き起こされるのである。いくつかの文化圏では、患者が病院に受診すべきかどうかを決めるのは家族の長である。たとえ患者本人の同意が得られない治療であっても家長の言葉が重視され、患者自身が「自発的に入院したもの」と見なされる。社会的に受け入れられるという言葉には深遠な意味も含まれていて、社会的利益や社会の存続のために精神医学的介入が政治目的で利用されることも正当化される場合があるということである。

社会的に受け入れられるかどうかの基準は、教育などによって人々の態度が変化し得るために、より複雑になる。ある治療的介入が社会的に容認されるためには、どの程度の投資をすればよいかという点さえも明らかになっていない。さらに、社会は時間とともに変容するので、たとえ費用や困難を伴ったとしても、一定の期間ごとに社会的基準を見直すべきである。ある治療的介入が社会的に受け入れられるかどうかは、その介入の有効性だけでなく、時代背景や地域のニーズによっても影響を受ける。これらの基準は、利用するのが困難であり、交絡因子の存在も念頭に置く必要がある。精神疾患の治療は、内容が曖昧であり、おそらく有益ではあろうが間違いなく危険なものであろう、と伝統的には考えられてきた。精神科治療のイメージを変えて、確固としたエビデンスを提供し、結果的に患者や地域が情報に基づいてその治療を受けることができるように努めることが、精神医療従事者やそのリーダーたちの大きな課題である。

誰もがケアを受けられるようになること

現在の時点で、誰もが精神的ケアを受けられるようになるためには、精神疾患の予防と治療をかなりの割合でプライマリケア・レベルの医療従事者に委託する必要がある。世界のほとんどの国で、精神科医の数は不足していて、今後もその数は非常にゆっくりとした速度でしか増加しないと考えられている。多くの発展途上国において精神医学的・神経学的障害の発生頻度は先進国よりも多いのだが、その一方で精神科医の数は非常に少ない。発展途上国の中には、精神科医の数が人口数百万人に一人以下という国さえもある。たとえばインドのような比較的経済の発展した国においても、精神科医は人口三〇万人あたり一人の割合でしかない。その土地にどれほどの精神科医の配置が理想的であるかを算出することはおそらく不可能である。スイスでは一〇〇〇人に一人の割合で精神科医がいる地域もあり、多くの地域では精神科医の数をさらに増やさねばならないと考えられているが、それでも人々はいまだに精神科を受診するまでに、何週間も待たなければならないのである。

しかし話はここでは終わらない。先進国においても、精神障害者の初診医は精神科医ではなくプライマリケア医なのである。すでに多くの精神障害者に対応しているプライマリケア従事者であっても精神医学的トレーニングを十分には受けていないことが多く、精神障害の存在を見落とすこともある。精神疾患があるとわかっても、治療が不適切であることが多く、その結果、精神医学とその治療行為全般に疑念がもたれるような場合もある。

だれもがケアを受けられるという意味では、十分な社会資源があり、なおかつ十分な数の専門家がいる国でさえも、すべての人が均等にケアを享受することはできない。マイノリティ層・貧困層・高齢者層の人々は、高学歴層・富裕層・政治的有力者層の人々と同様のケアを享受することはできないのが現状である。

地域住民の参加

精神医療および予防活動に地域住民は積極的に参加すべきであることを定義したプライマリヘルスケアの五番目のキーワードは、とりわけ困難な課題である。精神疾患には、いまだに偏見がつきまとっており、精神障害者に手を差し伸べて治療に協力しようとする人を親族以外に見出すことは難しい。疾患の経過が慢性化するにつれて、より一層人々を治療の場に巻き込み援助を得ることが困難になってくるという側面もあるため、必要性が高くなるにつれて援助というものは得られにくくなっていく。多くの途上国において、精神障害を発症した人は、症状が出た最初の数カ月のみ金銭的・精神的サポートを家族と国から受けることができる。疾患が慢性化するにつれて、精神障害のケアに必要な金銭的負担に直面させられるために、家庭内では解決しようのないジレンマが生じてくる。このような場合、社会資源にアクセスするすべのない貧しい家庭ほど慢性経過を辿っている患者は家庭の中で居場所を失い、その結果として身体的にも精神的にも非常に危険な「路上生活の精神障害患者」となることも稀ではないのだ。

そこまで深刻ではない精神障害を持つ人たちの見通しは、幸いなことにそれほど深刻ではないようだ。一般市民に対する社会的サービスが徐々に導入されつつあるので、それに伴って障害者も貧困や社会的に不利な立場であったとしても、必要なサポートを得られるようになっていくであろう。有効な治療法が増えていることが、障害によって苦しむ期間と金銭的負担を減らすであろう。罹病機関の短縮も医療コストの削減もサービスが社会の後ろ盾を得るためには重要である。障害者や社会的弱者への社会の関わり、思いやり、そしてサポートを持つことは、機能的な社会サービスがあるかないかにかかわらず洗練された社会となるために重要なのである。こうした社会のありかたが、偏見を受けた人々や深刻な社会的不利益を被っている人々に対しても広げていくことが重要な課題である。

手の届くケア

プライマリヘルスケアの最後のキーワードは、戦術は地域や国々にとって「経済的に手が届く」サービスであるべきだと定義している。これは漠然とした定義であり、政府が健康問題への支出額を、他の事項との兼ね合いで決める口実を与えてしまっている。アルマ・アタの国際会議において、国家予算の何％を保健に費やすべきかを明確にし、その予算を厳密にかつ科学的正当をもって消費すべきと宣言すべきであったかもしれない。そしてどのくらいの割合が適切で科学的に正当で推奨されるのかを、宣言しておいた方が良かったのかもしれない。それぞれの国における優先事項を設定する方法について、ＷＨＯのメンバーの集中的かつ広範囲な議論なしで合意に達することは困難である。おそらく健康保健に費やされるべき割合が算出され、国際的な合意が得られることは非現実的であろう。「経済的に手が届く」という記述によって、健康保健に費やされるべき予算はどの程度が適切であるか議論する機会を作り、人々の健康を保障し、公平に検討する過程の始まりも意味している。

国や地域の蓄えを健康の分野に再分配するという難しい問題が存在している。あらゆる学会や患者側の関心事を満たすことができている国は存在しない。非常に強く障害に苦しむ人々と、彼らの誰からも関心を払われていないニーズのために社会資源が要求されているという点で、メンタルヘルス・プログラムは時に重要事項であった。この不滅の戦いの最新の展開としては、疾患は問わず患者への補償範囲についてであろう。いくつかの国ではすでにこの問題の決着は付いている一方、実際には着手したばかりの国がほとんどである。精神医学とメンタルヘルス・プログラムのもう一つの課題は、資源の転換を検討しなくてはならないということである。たとえば巨大な建物の精神科病院が、経済的な非常に大きな負担となり、かつ近代的なメンタルヘルスの提供するケアの実践を困難にしているという問題がある。

メンタルヘルスに対するプライマリヘルスケア戦略適応の経験

プライマリヘルスケアの戦術をメンタルヘルスに利用したとしても、精神障害のためのプログラムが重要事項であることに変わりはない。不運なことに、プライマリヘルスケアは、その定義づけをした人々にとってまったく受け入れがたい形で解釈されることがある。その理由は複数ある。ヘルスケアの発展は、公平さと科学的エビデンスに拠っているため、ヘルスケアの提供や評価に関する現在のアプローチを根本的に変革する必要がある。その変革では、社会資源と社会の権限を根本から再分配する必要がある。精神障害の有病率の見積りと、それにかかるコストを考慮することが、施策決定にいたる公衆衛生的アプローチの王道であるが、このアプローチを用いて決定を行う医療の専門家はまれである。社会の多くの部門は、現存する保健システムの維持に関心があり、それゆえに保健の目的や主人公や実践の場を変えていくという考えは、おそらく、医療福祉従事者やその他多くの人の抵抗に遭うことだろう。

プライマリヘルスケアの基本理念が、国家的保健プログラムの推奨事項やガイドラインに反映される機会は多い。両者の違いは、必要な行動に関する全般的な理解の違いにあるのではなく、プライマリヘルスケアのためのどの要素に重点を置くかの違いにある。いくつかの国では利用者の居住地域に健康サービスの拠点を作成し、そこへ代理人を置くことに重点を置いてきた。これはケアへの利便性を念頭に置いた企画であったが、非常にコストのかかるもので多くの場合は頓挫している。地域の健康拠点は、しばしば適切な専門治療機関との連携なしに設立されていた。それでも地域の健康保健従事者たちは、設立初期の段階では最低限の賃金で将来の展望に期待を抱きながらベストを尽くして働いていた。医療従事者が、本来の業務以外の、たとえば薬剤の販売などを行っていた事例すらあった。また別の事例では、都市と大規模医療機関の連携が促進されたことによって、多くの人々が別の土地でケアを受けられるようになった。その結果として、地域の健康保健センターは、貧しくて他の土地にケアを求めることができない人と、ごく些細な問題で遠方に行くまでもない人だけが利用することになってしまった。

僻地のプライマリヘルスケア・システムによってさらに広範囲に居住する人々をカバーしようとする試みは、都市部へ移住する人口が増大すると大義を失ってしまう。農村部では人口構成の変化に伴い、高齢者や精神障害者が不釣合いなほどに増えてしまい、その地域の健康保健従事者は適切な問題解決の能力や訓練経験を持つ機会がないという問題に陥っている。一方、農村部をイメージした保健施設建設やルール作りを大都市周辺に適応してしまうと、まったく役に立たないものになってしまう。高度先進諸国においては、新しい取り組みを始めようとすれば、既存のさまざまなケアを提供する施設と競合してしまう。そのような事業においては、健康保健従事者の満足度は低く、燃えつき症候群となるスタッフ数も増加してしまう。

その他の地域では、プライマリヘルスケア戦略におけるさまざまな分野にまたがる共同事業としての国家的健康プログラムを集約しようとした。健康・教育・福祉・労働各部門の担当者の協働体制をつくる努力は中央政府レベルではしばしば発展してきている。しかし、現場レベルでは各地域の財政規模や実務能力に差があるため、そもそも協働が困難であったり、あるいは望まれなかったりするものである。

さらにプライマリヘルスケアの実践と言う意味では、初診時から専門医を受診できる必要性が強調されてきた。紹介によって専門医を受診するのではなく、患者は必要に応じて遅滞なく専門医を直接受診できることが必要であると言われてきた。一部の患者にとっては、専門医を直ちに受診できることは魅力的かもしれないが、そうしたシステムには多くの不都合な問題点も考えられる。第一に、このようなシステムを構築した場合、より多くの専門家が必要となり、彼らの育成には費用がかかる上、専門性を身につけた人ほど設備の整った施設から離れることが難しかったり望まなかったりすることが多い。第二に、このシステムでは患者が自分の病状をどの専門医に相談すべきか良く知っていることが前提となる。たとえば、足の感覚障害は糖代謝異常の結果であり、糖尿病専門医に相談すべきであることを自分で判断しなければならないということなのである。ほとんどの患者が自らの病状経過を理解し、すべての専門家が自らの専門分野以外の領域でも問題に対処できるようになるということは、近い将来においては考えにくい。第三に、このようなアプローチは医療の細分化と医療から人間性を奪うような流れに拍車をかけることにもなりかねない。特定の臓器のみに重きを置く治療的介入は、患者やその家族たちの苦しみがどのようなものであるか理解する機会を奪ってしまう。

プライマリヘルスケア戦略を実践する途上で起こりうるその他の問題を列挙することも可能である。しかし、先に示した少数の例だけでもプライマリヘルスケア戦略における概念上の問題点を指摘するには十分である。プライマリヘルスケア戦略の各原則・各構成要素はバランスの取れた「等分の熱意」をもって実践されるべきだが、現状では偏った配分がなされている。

以上の議論から導き出せる結果をまとめてみると以下の通りである。

（ⅰ）プライマリヘルスケア戦略が多くの国々において本来の意図通りに導入されたとしたら、それは精神医学にとっても追い風となる。（ⅱ）プライマリヘルスケア戦略は世界の保健事情や社会政治的変化・人口動態に応じて見直されるべきである。（ⅲ）新しいプライマリヘルスケア戦略に精神医学の知識を導入し医学の発展および国家的な健康増進に役立てるという難問に比べれば、誰が精神障害を持つ人へのケアを提供するのにふさわしいかという議論は比較的重要度の低いものである。（ⅳ）精神医学と精神科医が医療全体の枠組みに参加し、活動の場を見出すことが最重要課題である。

参考文献

Sartorius, N.(1989). The World Health Organization views on the prevention of mental disorders in developed and developing countries. In *Epidemiology and the Prevention of Mental Disorders*. ed. B. Cooper & T. Helgason pp.321-326. New York: Routledge.

Sartorius, N. & Henderson, A. (1992). The neglect of prevention in psychiatry. *Australia end New Zealand Journal of Psychiatry*, 16, 550-553.

World Health Organization (1978). Primary Health Care: Report of the International Conference on Primary Health Care, Alma Ata, 6-12 September 1978. Geneva: WHO.

World Health Organization (1992). *Mental Health Programmes. Concepts and Principles*. Geneva: WHO.

第9章　身体医療現場におけるメンタルヘルスケアの限界

二〇世紀の後半になされた研究によると、メンタルヘルスに関連した問題を抱えている人々の多くは医療機関の助けを求めようとはしないし、精神科医が多い国でさえ、多くの人々が精神科以外の医療機関を訪れるということがわかっている。

これらの結果として、多くの国々では身体診療に携わる人々にさらなる研修を行う準備を始めることになり、それはすぐに実行に移された。政府機関もまたメンタルヘルスのケア体制が身体科医のレベルでも準備されるべきであることを宣言してきた。同時にこの戦略には限界があることも明らかとなった。メンタルヘルスケアを一般身体診療の領域に導入するためには、良質の精神科医療サービスの構築と精神疾患を持つ人々への支援体制の設立が不可欠なのである。

過去数十年間に刊行された医療機関に関する教科書では、少なくとも次の点で意見が一致している。つまり、以前専門家による医療を受けたことがある人々、あるいはそれまでに医療機関で治療を受けることが無かった人々に対しても、その後の再発予防を含めた治療に対してプライマリケア医が責任を持って治療にあたるべきであるという意見である。この点に関して、メンタルヘルスの立案者たちは声高に主張してきた。これは一般的に理解しやすいことだ。つまり、一般人口における精神疾患の有病率、および身体科にかかっている患者の中で精神疾患の占める割合は、ともに高いことがあげられ、さらに比較的簡便な方法による治療が有効であるからでもある。メンタルヘルス領域の技術と知識が必要であることをプライマリケア医には短期間に伝えることができ、しかもコスト削減にもつながる。そうすればメンタルヘルス領域における身体科医による予防的介入も可能となる。それらのほとんどは通常の健康保健サービスないしは保健領域というよりも社会支援として実践される必要がある。その第一次予防の例としては、クレチン病予防のためのヨウ化食塩投与や、早期脳障害を予防するための適切な周産期管理にはじまり、高齢者の認知機能障害や知覚障害を避けるために入院を控えることなども含まれる。こういった事柄のほとんどは、提案するのは精神科医であっても、実践するのは精神科医以外のプライマリケア医である必要がある。つまりメンタルヘルス以外のシステムを用いて行われる必要があるのである。

プライマリヘルスケアに関するアルマ・アタ宣言（World Health Organization, 1978）には、プライマリケア領域における最も重要な基本診療の一つにメンタルヘルスケアが含まれることが指摘されている（第8章参照）。さらに多くの国々では、プライマリケアの段階において精神疾患を有する人々への治療的関わりのための具体策を準備する必要があることが盛り込まれた。この提言を受け入れるための重要な点は、北および西ヨーロッパでなされた研究結果により示唆されている。それは精神疾患を有する人々の多くは身体科医による総合的なケアを受けることを望んでいるという結果である。また他の国々における同様の研究からも類似の結果が示されている（Sartorius et al., 1990)。二〇年前に発展途上の国々で行われた国際研究では、プライマリケア現場で診療されている全疾患における精神疾患の頻度が検証された。その結果として一般診療科およびプライマリケア現場におけるスタッフを精神疾患に関われるように教育することは可能であり、またその結果としてそのサービスを受けに来た精神疾患患者に対してとても有効で効果的に関わることができることが示された（Sartorius and Harding, 1983）。その後の研究によって研究成果の追試が行われ、精神疾患患者は身体科の診療体制の中で頻繁に診療を受けているものの、精神疾患は十分には認識されていない。そのため、一般診療科では、精神疾患の専門治療を十分には受けることができないということがわかった。精神疾患は正しい診立てがあってこそ、適切な医療が提供されるのである（Üstün and Sartorius, 1995）。

また、いくつかの発展途上国において、メンタルヘルスの関わりをプライマリケア領域へ導入することは可能であるということが示されてきた。それらの国々ではメンタルヘルス・プログラムは政府主導で作成され、プライマリヘルスケア領域への導入がなされてきた。そして一般身体医療におけるトレーニング手段をメンタルヘルスの領域でも利用可能にした。そのため、重症の精神疾患患者も、同様の治療サービスを定期的に受けることができるようになった。他の国々においてもさまざまな形でこのような取り組みが行われているが、その重要性が広く認識されているにもかかわらず、身体科医療においては未だに努力目標の域を出ていない。それ以外の国々における政府や医療従事者は、未だに精神疾患を身体科領域で診療することを十分には受け入れていない。このような状況では、多くの場合、政府や専門学会から言葉の上でのサポートを得ることは容易だが、その後実際にプログラムが実行されることはない。

メンタルヘルスケアを拡充しようとする動きの中では、システムの導入を強い意志で成功へ導こうとする個人またはグループの姿がそこにあった。しかし、彼らによる新しい取り組みは、しばしば立ち上げから運用までに時間をかけすぎてしまい、初期メンバーの昇進・退職などの異動によって当初の熱意や勢いを失い、限られた狭い領域の話にされてしまいがちである。だからと言って、進歩が見られないと言うべきではない。なぜならば、徐々に運用の実態は変化し、新たな医療サービスが構築され、医学部における教育は地域の実状に即したものとなる。こうして、一般身体医療におけるメンタルヘルスのために必要な予算が組まれるようになる。

このような考え方は、発展途上国だけにあてはまるわけではない。多くの先進国でも、いまだに重篤な慢性精神疾患の診療やケアのすべてが精神科医療機関だけで行われている。その他のメンタルヘルス領域の課題も、精神科開業医・心理職あるいは同領域に特に関心のある身体科医に任されているのが実情である。伝承医療の担い手たち（正式な医学のトレーニングを受けておらず、精神疾患の診療を公式には許可されていない人々）は、非常に多くの精神疾患患者を支えており、先進国・途上国を問わず、いまだに重要な役割を果たしている。しかし彼らの働きは、メンタルヘルスに関する公的文書においても、精神医療計画においても、ほとんど考慮されていない。

これまで述べたことからも、メンタルヘルスケアを完全にプライマリケアあるいは身体科医のレベルで行っていくという戦略がなぜそれほど困難であるかを尋ねてみることは理にかなったことである。メンタルヘルスケアを完全にプライマリケアあるいは身体科医のレベルで行っていくという戦略は、一見して皆が同意する。患者は地域の最寄りの診療所でまず医療サービスを受け、在宅にありながら治療上の適切な指導を受けることができるので医療コストが安価ですみ、入院治療という弊害の多い問題が生じることもない。患者の文化的背景や家庭内状況を理解しながら医療サービスを提供することができるので、遠くの医療機関にかかり不案内で異なった文化的背景のなかで治療を受けざるを得ないときに生じるさまざまな問題を回避することができる。医師は診療範囲が広がるため、よりいっそう安心して診療を行うことができるであろう。精神科専門医やその他の精神科専門スタッフは難治例に時間をかけることができるようになる。そして治療上の指導や臨床研究に時間をさくことができるようになるであろう。それにもかかわらず、現状では、メンタルヘルスを一般診療レベルで行うという取り組みは、ゆっくりとしか進んでいないか、行われていないのが現状なのである。

一般身体科領域にメンタルヘルスケアの導入が限定的である要因

一般身体科での診療体制にメンタルヘルスケアが遅々として導入されていない理由を分析してみると、個人的・技術的・社会的・管理上の問題、そして専門分野内部の問題などの要因が存在している。

限定要因：個人的要因

ここに属する要因は、疑いようもなく最も重要でそして最も対処することが難しい。それは精神障害者、その家族、精神科医療サービスの提供者、そしてメンタルヘルス領域の意思決定者の態度や性格によるものと考えられる。

精神疾患を持つことで人々は（その家族も同様なのだが）「精神科の人」としての偏見に満ちた非道な烙印を押し付けられたことに気づくことになる。それ故に自分を苦しめているもとが精神疾患であるかもしれないと考えた場合には、彼らが所属する社会とは別のところへ助けを求めることになる。彼らは治療を受けるために、時には住んでいる町以外のところへ出かけていくかもしれない。また時として治療費を自己負担してまでも個人開業の精神科医の治療を受けるかもしれない。多くの国で、患者とその家族は、病気に対する適切な精神医学的情報を信ずることなく、一般身体科の診療所に通い続けるかもしれない。看護師や訪問スタッフから、さらには医師からも、彼らは苦しんでいる病気の本質とは異なった軽い病気と診断されることを望んでいるのである。

時として患者やその家族は民間療法家（心霊治療家など）を訪ねていく。民間療法家は、概して精神疾患と身体疾患の区別をすることはないのだが、しかし、医学体系とはまったく異なった病気の分類が行われる。民間療法家によってなされた病気の分類は患者にとってわかりやすいものであることが多く、その結果としてなされる治療は患者と家族にとっては文化的には受け入れられやすいものになるであろう。一方、プライマリヘルスケアは、ほとんどの患者にとって、人間味に欠ける巨大な病院よりも身近ではあるが、多くの文化圏にとっては外部から導入されたばかりで目新しいものであり、伝統的な医療や民間療法家の域にはまだまだ到達していない。

精神疾患患者がプライマリケア医以外による治療を選択する理由は、精神疾患に由来するスティグマや差別を恐れるからというものだけではない。精神疾患に関する一般開業医の知識や治療技術の不確かさにもよるのである。このような信用の欠如に決して正当性が無いわけではない。一般身体科医は極めてありふれた精神疾患である「不安状態」についてさえほとんどメンタルヘルスケアの訓練を受けてこなかったため、精神疾患の治療に乗り気ではないのである。一般身体科の開業医は、一般的には応急処置を引き受け、軽症の身体疾患を治療するものと考えられている。それ以上に複雑な治療が必要な状況となった場合には、専門医の助言に従って治療を行うものと考えられている。

プライマリケア領域の医師がメンタルヘルスの問題に関わりたがらない個人的な理由は、もっと複雑である。精神科治療の知識や技術がないことを理由に、患者を他の医療機関へ紹介する場合もある。世界中のほとんどの国における医学教育現場では、一般身体科医に精神科治療の必要性を教育することさえ十分であるとはいえない。精神状態の評価という実践的な基本技術についても同様である。ほとんどの国の医学部において、臨床医学教育の中で精神疾患患者を直接診療する時間はおどろくほど少ない。精神医学に割り振られる授業時間は五〇時間までとされることが多く、そのほとんどが講義形式の授業である。

一般身体科医が精神疾患の治療を引き受けたくないと考える背景には、スティグマや精神障害者のイメージが大きな役割を果たしている。精神疾患の偏見に満ちたイメージのなかでは、精神疾患が不治の病であるといった幻想のために精神疾患の治療がますます魅力ないものに映るかもしれない。精神疾患と一般身体疾患が併存している場合には、医師と患者の双方が一般身体疾患に注意を向けたがる傾向があり、その結果として精神疾患について話すことを避けたり、それに対する治療を避けたりすることがあるかもしれない。このような現実は、いわば「暗黙の共謀」と言えるであろう。

多くの医療従事者の労働条件もまた重要である。プライマリケア従事者は、多くの国で長時間労働・低い収入・専門職としては低い社会的地位・過剰な管理業務を負うており、労働意欲が失われている。「燃えつき症候群」の問題も広く認められる。地方の学校職員など、他の専門職の間でも同じ現象が見られている。このために、医療施策決定者たちは、新たな業務をプライマリケアの領域に加えることが極めて困難であると不満を漏らしている。一般開業医を含めたその他のプライマリケア領域の専門職がトレーニングを受けるべきであるとの提案は、現場の管理者には広く受け入れられている。しかし、講習への出席率と習得に対する熱意は依然として低いままであり、多くの場合には知識を増やす以外のメリットを参加者に提供しなければならない。

おそらく同様の要因が医療施策決定者の間にも存在するため、メンタルヘルスを一般身体診療の領域に導入することについての意欲を失わせてしまう可能性がある。今日の医療施策決定者は、精神医学の訓練を十分には受けていないため、彼らが医学生であったときに短期間実習した精神科病院での患者像が、いつまでも精神障害者の全体像として認識されているのかもしれない。そのような患者のほとんどが一般開業医を受診していないことを彼らは知っている。それゆえに彼らは一般開業医にメンタルヘルスの訓練をしたり、メンタルヘルスケアのあり方を再構築したりしても、大きなメリットはないと考えている。たとえ彼らがメンタルヘルス領域の課題について幅広い視野を持ち、一般医療機関における精神疾患の有病率についてのデータを持ちあわせていたとしても、プライマリケアという制約の中で現代の精神医学が患者を救える手段を有しているとは信じていない。そのため、彼らは精神医学をプライマリケアに導入する支援に積極的な態度をとりたがらない。しかし、このような状況を変えることはできる。たとえば、インドのバンガロールにあるインド神経精神医療センター（The All India Institute of Neuroscience and Mental Health）では、精神疾患およびメンタルヘルスに関する教育セッションに繰り返し医療施策決定者が招聘されており、そのことがメンタルヘルスケアを一般身体診療のシステムに導入するにあたっての大きな力へとつながっていった。

限定要因：技術的要因

技術（ここでは科学知識の応用といった本来の意味を含めた言葉として使用した）による制約は、プライマリケアの領域でメンタルヘルスを提供するためには重要な要因の一つである。精神疾患による激しい興奮などのやっかいな症状を軽減するためのより効果的な方法がひとたび開発されれば、一般身体科による継続診療が可能となる。当分の間は、重篤な精神病症状や激しい行動障害の治療はプライマリケア領域での診療では許容され難く、精神科専門医の治療によって症状が治まった後にプライマリケアでの診療を受けるという流れが必要があろう。最新の薬理学的知見は、さまざまな精神症状がすでに精神科専門医以外によっても介入が可能となって来ていることを示している。科学と精神科治療技法のさらなる進歩によって、プライマリケア領域における精神疾患の診療がより容易になり、他の診療と同様に精神科領域への緊急介入も可能になると考えられる。

プライマリケア領域でメンタルヘルスの問題を抱えることへの限界要因となりうる、その他の技術的問題も考えられる。たとえば治療薬剤が地方の医療機関や薬局へ定期的に供給されないことなどは、発展途上国で長く続いてきた問題であり、実際にはヨーロッパの西側諸国でさえも最近まで同様の問題が見られていた。専門医療機関への移送に際しては長時間を要するため、事前に十分準備しておく必要がある。このような状況下では、合併症や法律上の諸問題を避けるため、いくら遠方であったとしても入院医療機関に移送することがより安全であるとしばしば考えられてしまう。

限定要因：社会的要因

精神障害に対するスティグマは、病気そのものあるいは精神障害者のみに限定されるものではない。患者家族・向精神薬・精神科医療機関・メンタルヘルス領域で働く人々へと拡大する。この偏見はさらに広がってゆき、結果として、とても恐ろしいことになってしまう。良心的なプライマリケア医療機関で精神疾患患者の治療も引き受けるということについては、その医療機関に精神疾患以外の治療のために来ている多くの人々から少なからず抵抗がある。プライマリケア医療機関を運営している管理者・地域住民・医療スタッフなどからの抵抗もしかりである。これらの抵抗に打ち勝つことも不可能ではないが、あらゆる状況下で容易であるわけではなく、しばしば同僚や友人・政治家が抵抗勢力となって彼らとの法的手段を含む長期間の論争に骨を折らねばならないこともある。そのため、プライマリケア医療機関以外の抵抗勢力の少ない場所で治療が行われることになる。総合病院内に精神科部門が設置されても、ほどなく精神疾患患者たちはどこか別の場所に治療を求めるわけである。その際に伝えられる理由は、一見聞こえの良い非常に合理的な理由である。つまり、環境の良さ・交通アクセスの良さ・豊富な駐車スペースなどが提供されるといったものである。これまで、総合病院の中にある精神科部門がしばしば地下や本院とは離れた敷地内の角に建てられた別棟に押しやられていたことを考えると、総合病院の建物内に他の診療科と併設の形で精神科部門が置かれているという現在の流れには勇気づけられる。しかし残念なことに、入院が必要な患者が現れた場合に、他科の医療関係者や医学生が許容しうる範囲内の患者だけを精神科医が選別して入院させ、精神医学的に重症な患者ほど他の医療機関に紹介されるという現実がある。その紹介先の医療機関では、看護基準やその他の設備状況が、一般的な総合病院の病棟よりかなり劣っているという現状がある。このような二重構造の精神医療（これは最近になって作られたものだが）は、精神医学全体にとって危機的な状況と言える。こうした現状の総合病院内の精神科では、精神科医とその他の精神科専門スタッフである心理士・ソーシャルワーカー・ケースマネージャーなど多くの精神科医療従事者が、彼らにとって都合のよい「魅力的な患者」の治療に関わることになる。その一方で、スタッフがまったく足りず、設備管理のための予算を組むことも困難である精神科病院などの施設では、ただ精神障害を持つのみではなく、管理が困難で、低所得で、しばしば住所不定で住む家が無く、その他にも数多くの社会的な問題を抱えている患者の診療を受け持つことになる。精神科医療を総合病院あるいは一般身体医療機関の中に含めるためになされてきたこれまでの闘いは、おそらく今では精神科診療と一般身体科診療の境界にある障壁を取り除くことだけではなく、精神科医療の質の向上を要求する闘いを含めたものへと変化すべき時期なのである。

限定要因——行政的要因

メンタルヘルスに割り当てられる予算の用途にもいろいろな要素が考えられる。精神科病院に入院中の人々の総人口における割合は決して高くはないのだが、多くの精神障害者が一年のほとんどを病院で過ごすため、精神科病院には多くの予算が必要となる。精神科病院で働くスタッフは低賃金で、多くの場合には入院患者用の食事や設備は粗末で、さらに病院の建物や敷地にある広場は改修が必要な状態であることが多い。またたとえば、リハビリセンターなどの関連施設も同様で、すでに時代遅れとなってしまっている。施設に割り当てられる年間予算は決して十分ではない。それは時として国のメンタルヘルスケア全体に割り当てられる予算にも同じことが言える。長い間、メンタルヘルス関連予算では、精神科病院の維持・改修、そして入院している多くの患者により良い生活を提供するために必要な予算増額の必要性が考慮されることはなかったのである。今後は、外来通院している人々を含めたメンタルヘルス関連の予算の策定が考慮されるべきである。身体診療に従事するスタッフへの精神科診療のためのトレーニング・社会復帰施設の充足・社会資源の強化なども必要な予算として考慮すべきである。すべてが結局有用な結果に結びつかなかったため無駄であったと考える人が多いかもしれないが、それでも精神障害者にとっての長年にわたる苦悩の歴史から学ぶべきこととしては以下のことが挙げられる。（ⅰ）慢性疾患患者の一部を退院させることは比較的容易であるが、彼ら全員を退院させることは難しい、（ⅱ）精神科病院のスタッフは仕事に応じた給料が十分には支払われていない。さらには自らの精神科医療に科学的根拠を与えるためにも、職業の安定性の観点からも、身体科病院か精神科病院のどちらかを選ぶように問うと、後者を選択する、（ⅲ）精神科病院周辺の地域経済は病院に依存しているため、地域住民はしばしば病院閉鎖に反対する、（ⅳ）使用されなくなった精神科病院とその敷地を売却することで得られる資金をメンタルヘルスケアの発展のために使用することにはしばしば困難がつきまとう、（ⅴ）さまざまな理由により入院生活が必要となる人々がいて、一旦退院しても新たに精神科病院が建設されればおそらく再び入院することになる、（ⅵ）精神科病床がまったくない地域では、慢性精神疾患患者のために急性期治療病床の一部を援用しなければならなくなる、などである。研究によると、精神科病院に入院している人々がすべて退院して地域に帰るためには、その代替施設を建設しながら適切な地域内のメンタルヘルスケアのための資源を確立する必要があり、そのためには現在のほぼ倍の予算が必要とされている（Trieman et al. 1998）。このような知見から、行政当局は精神科領域における脱施設化をすすめることに消極的になってしまい、メンタルヘルスの予算拡大のみが実現の方法であり、現実的には困難であると考えるようになっていったのである

（予算削減のため提案者はいつも強く立ち向かっているよう見えはするのだが）。財政が逼迫しているうえ保守政治が行われている現在，そのようなメンタルヘルス関連の改革はよりいっそう困難となっており，それゆえに詳細によく練られた改革案をより適切な機会に推進できるよう準備しておく必要があると言える。

限定要因：専門家としての要因

メンタルヘルスに関する知識や治療技術のほとんどは，精神医学の専門家によって創られる。精神科医は精神疾患に関連した研究に従事し，そして専門領域外へその知見を橋渡しするという役割を果たすための研究にも携わる。精神科医は医学生を教育し，精神疾患の疫学調査を行い，新しいメンタルヘルス・サービスの影響下において精神疾患が疫学的にどのように変化するかといった検証も行う。司法精神医学領域にも携わり，さらには，行政や研究者に対して，精神疾患患者や精神医療従事者の代弁者となる。うまく代弁できているかどうかは別として。

精神疾患は一般身体科診療で治療すべきである，生物学的研究は基礎研究者に任せるべきである，リハビリテーションはリハビリテーション専門スタッフに任せるべきである，と提案された場合には，精神科医は不安を感じるかもしれない。個人開業の精神科医にとっては，これまで自分たちが治療してきた患者は一般身体科の開業医がみることになり，そのために自分の収入が減少すると感じるかもしれない。教育的な立場にあった精神科医は，今後，他の領域の専門家（たとえば内科医）が，精神疾患（たとえばうつ病）の診断と治療を教えるようになると考えるかもしれない。精神医学の研究者は，自分たちの研究領域が劇的に縮小してしまうだろう，と心配になるかもしれない。それゆえに，精神科医は，メンタルヘルスケアに関連した業務を一般身体保健に携わる人々に委譲することに熱心にはならない。

精神科の患者が減ってしまうとか，精神医学教育を他の専門家に奪われてしまうといった恐れは，根拠のない恐れである。医療に携わる人々全般に精神疾患の治療法を紹介し指導することは、医療機関に助けを求める人の増加につながり、専門家中心の医療から一般医による医療への変化を生みだすことはほとんどない。他の医学領域の教育者は、自分たちが精神医学の教育者になろうとは思っていない。しかし、広範囲の改革が起こると、その結果として精神医学が自由に取り扱える領域が減り、あるいは新たな知見を見出すことが減るようなことになり、医学生やその他の医療従事者に十分な教育を施す能力が損なわれる可能性がある。改革者たちは、このことをしっかりと心に留めておく必要がある。その上で一般医療においてメンタルヘルスの要素を強化するよう主張すべきである。同時に、プライマリケアを担う医療従事者をサポートするという機能を維持しつつ、他領域の医療従事者が利用可能な新しい知識や技術の開発をリードし続けることが改革者には求められているからである。

一般医療へのメンタルヘルスケア導入を阻む障壁を克服すること

メンタルヘルスケアを一般医療分野に導入する際の限定要因には、真に限定要因といえるものと、そうでないものとがある。後者は、直ちに取り除くべきである。現在われわれが知り得る限り、精神障害者への適切な支援を増やす方法はメンタルヘルスケアを一般医療分野に導入すること以外にはない。世界中の多くの国々では、いまだに精神科医がほとんどいない。発展途上国と先進諸国のいずれにおいても精神疾患の有病率は高率であり、世界経済の損失に影響を与える疾患の中で精神疾患は第二位を占めている。一般医療機関を受診する人の少なくとも五人に一人は精神医学的問題を抱えており、そのほとんどの人が治療を必要としている。

メンタルヘルスケアを一般医療分野に導入することの限界と、その限界の克服に必要な介入について表1にまとめた。通常は複数の限定要因が存在するので、それらを減少させるためには表にある介入方法を組み合わせることが重要である。

まとめ

改革は、その内容と戦略が重要である。同時に、一般の人々が理屈や公衆衛生上の必要性よりも、情緒的圧力ないし社会的圧力の方に素早く反応することを知っておくことは有用であろう。精神科医療の改革には、学識のみならず改革の実績・人柄・政治手腕が必要であり、信用と人望のあるリーダーによって改革は提案されるべきである。精神科医療における責任の移譲は、権限の移譲でもある。その際、権限の再調整や移譲に伴う犠牲も起こりうる。改革に関わる人のほとんどは、分別があって良識的な意思を持った人々である。関係者全員の懸念や希望を尊重し、改革のスピードと方法とを慎重に選ぶことが、改革自体を継続させ、改革を始めた人たちの意志を引き継ぐことにつながるのである。

参考文献

Sartorius, N. & Harding, T.W. (1983). The WHO collaborative study on strategies for extending mental health care I. Genesis of the study. *American Journal of Psychiatry*, 140, 1470.

Sartorius, N., Goldberg, D., de Girolamo, G., Costa e Silva, J.A., Lecrubier, Y. & Witchen, H.U. (eds.) (1990). *Psychological Disorders in General Health Care*. Bern, Toronto, Lewiston (NY): Hogrefe and Huber.

Trieman, N., Hughes, J. & Leff, J. (1998). The TAPs Project 42: the last to leave hospital - a profile of residual long-stay populations and plans for their resettlement. *Acta Psychiatrica Scandinavica*, 98, 354-359.

Üstün, T.B. & Sartorius, N. (eds.) (1995). *Mental Illness in General Health Care*. Chichester, UK: John Wiley.

World Health Organization (1978). *Primary Health Care: Report of the International Conference on Primary Health Care*, Alma Ata, 6-12 September 1978, Geneva: WHO.

表１　メンタルヘルスケアの導入：限界と介入

要因	限定因子	介入
個人的要因	患者が一般身体科の医療従事者に、精神的問題を話すことに積極的でない	メンタルヘルスについての教育
	一般身体科の医療従事者がメンタルヘルスの問題を扱うことに積極的でない	一般身体科の医療従事者に対し、精神科領域の診療技術を向上させ、精神科医療に対する態度を変化させるための教育
技術的要因	治療技術の不備	プライマリケア従事者が使用することを念頭においた、より良い精神科治療のための研究
	治療薬の供給が不安定である	供給体制の再構築
社会的要因	精神疾患とメンタルヘルス・サービスに対してのスティグマ	一般医療や一般社会の中で行われるアンチスティグマ活動（たとえば、学校における健康教育プログラム）
		差別に関する法律の検証
行政的要因	精神医学領域への保健関連予算の配分が少ない	メンタルヘルス・プログラムへ予算配分を増加させるための、ロビー活動
		入院病床をゆるやかに削減し、その財源を通院患者の治療に移行するための長期的でゆるやかなプログラムの開発
専門家としての要因	精神疾患の診療を一般医療に盛り込むためのプログラム導入に精神科医が積極的でない	精神医学会と一般開業医の両方が改革に関与し、一般医療分野のスタッフ教育において両者にインセンティブを与える

第10章　メンタルヘルスをめぐるWHO（世界保健機関）の歩み

五〇年前には、公的な保健機関がメンタルヘルスの部署を持つことはなかった。その中で当時のWHO（世界保健機関）がすでにメンタルヘルス・プログラムを有していたことは、WHOの創設者たちの賢明さを証明している。しかし、その後もメンタルヘルスの推進と精神疾患対策が、WHOの公衆衛生に関わる使命の一部であるということは、WHO内部でも完全には受け入れられてはこなかった。このため、メンタルヘルスのユニットは何年間にも渡って数多くの浮き沈みを経験してきた。ところがごく最近になって、WHOの執行部はメンタルヘルス・プログラムに相当な関心を払い、支援をするようになってきている。

あるアイディアが受け入れられて、それが公衆衛生システムに導入されるまでには何十年もかかるのだということを、WHOのメンタルヘルス・プログラムの歴史は示している。

二〇〇一年の世界保健デーはメンタルヘルスに捧げられた。つまり二〇〇一年の世界保健機関（ＷＨＯ）の年間報告は、メンタルヘルスに捧げられていたといえる。ＷＨＯのメンタルヘルス部門は人員と資金の面においてかなり強化された。多くの国々からの自発的な寄付によって部署の追加的な資源も手に入れることができるようになっていた。このことは、特にメンタルヘルスの優先順位が低い多くの国々にとっては良いニュースであった。ＷＨＯのメンタルヘルス・プログラムの歴史は、すべての人々にメンタルヘルスへの関心を持ってもらい、精神疾患を有する人々とその家族が必要とするケアを確実に受けられるようにするために、いかに危険で曲がりくねった道を通って来たかをよく描写している。

人類の歴史の中で最もひどい戦争の一つが終わった直後の一九四八年に、ＷＨＯ憲章は起草された。世界市民、あるいは、少なくとも戦争によって多くを台無しにされた世界を生きのびた人々の大多数は、希望と期待に満ちた平和に出会ったのだ。多くの悪者は罰せられた。そこには、世界を良くする上での障害は何もないかのようだった。共通の敵に対してもがく中で生まれた団結の意識は、同志を見つけることをたやすくしていた。よりよい未来を作り上げるためには誰もが犠牲を払い続ける必要があるという意識が共有できたかのようにも思われた。善意の人々[1]の連携が誕生したことによって、ＷＨＯのような多国政府間の組織を設立しやすくなっていた。当時作られた組織や連盟の基本文書には、美しい文章がつづられていた。それらは、人道主義への傾倒と、永遠の平等と団結への希望から生まれたものであった。

ＷＨＯ憲章はそういった感覚を反映したものである（WHO, 1996）。そこでは、健康とは肉体的・精神的および社会的に健全な状態をさし、「単に疾病が存在しないこと」を意味するものではないと定義している。また、「到達しうる最高基準の健康」を享有することは、万人の有する基本的権利の一つであると宣言し、政府は国民に対して健康への責任があると表明している。また、「医学的・心理学的・またはそれらに関連する知識の拡大は、健康の達成に必要不可欠なものである」と宣言している。憲章の第二条では、WHOを「国際保健を調整し指導する当局」として定義付け、その役割を満たすために必要な活動（たとえば、基準・協定・情報システム・診断手順の開発・加盟国への助言等）を列挙している。そこでは三つの基本的機能がリストアップされている。すなわち、研究の促進・保健学科やその関連職員に対する教育の改善・疾病の予防と治療に役立つ技術の研究と報告、の三つである。そして最後に、四つの特定の活動分野を挙げている。それは外傷の予防・環境保健の推進・母子保健の促進、そして「人間関係の調和に特に影響をおよぼすメンタルヘルス領域の活動」の育成、の四つである。

WHOの基盤構造が創設された時、組織の機能を遂行するためのさまざまなユニットが作られた。WHOのすべての機能がこうしたユニットに反映されたわけではなかったが、その中で、メンタルヘルスのユニットが作られたことは多くの人々にとって驚きであった。その理由は明らかではない。おそらく、新しい部局の事務局長が精神科軍医であるブロック・チゾム（B. Chisolm）博士であったということが多少なりとも関係していたかもしれない。連合国軍に心理的スクリーニング・テストが導入されたことで操縦士をはじめとする軍関係者の負傷を減らすことができた先例が、チゾム博士によるメンタルヘルスへの決定に何らかの役割を果たしたかもしれない。もとより、彼はこうした情報を良く知っていたのである。組織のすべての本質的な任務は特異的な焦点を持つべきだと感じ、彼はそうしたかったのかもしれない。しかし、WHOはすべての本質的な任務に対応しうるユニットを形成するスタッフを使い果たしていた。チゾム博士は組織における優先度の最も高い仕事の一つとして、本気でメンタルヘルスの推進を考えていたのかもしれない。われわれにとって永遠に謎なのだが。

公衆衛生組織におけるメンタルヘルス・ユニットは風変わりであった。公衆衛生学科のみが、そのような風変わ

(1) たとえば世界メンタルヘルス連盟。

りな部門を持っていた。チゾム博士はメンタルヘルス・ユニットを作るのに苦労したに違いない。そのユニットの規模は小さく（部長と秘書だけ）、予算は控えめだった。しかし、他の公衆衛生部局機関と同様に、それは動き始めた。メンタルヘルス問題に特別に関心のない組織の中でのメンタルヘルス・プログラムの冒険はここから始まった。

当初のＷＨＯは、伝染病との戦い・マラリアの撲滅・過疎地域の医師への教育交流の提供・保健関係情報の収集と出版(2)・保健サービスの管理と発展、そして他の健康に関する問題に対する極めてすばらしい知識の評価と勧告を生み出していた専門委員会のミーティングを招集することなどに集中していた。この構造において、組織は疾病と闘うために作られた軍隊のようであった。それはＷＨＯ内で使われていた用語にも反映されていた。組織の長である事務局長（Director General：将軍）はＷＨＯの本部（Headquarter：司令部）に常駐し、そこでプログラムの大部分を扱う数多くの部門（Division：師団）の活動を指揮した。小さなプログラムはユニット（Unit：部隊）によって行われた。疾病や他の健康を損ねる要因に対するＷＨＯの運動（campaign：軍事作戦）を含む秩序正しい実践は、総合的な戦略（strategy：戦術）によって管理されていた。明文化されているか否かにかかわらず運用のルールは些細なことまで厳密に網羅されていた。たとえば組織内で異なる階級の役人が使うインクの色――事務局長はふじ色または紫のインク、その補佐官は緑、事務次官は赤、財務長官（Chief of Budget）はターコイズ、そして部門長（Divisional directors）は黒であった。他のスタッフはこれらのインクの色を使わないこととされ、そのために鉛筆やロイヤルブルー（ないしは他の色合いの青色）で書いていた。

ＷＨＯの本質的な任務は公衆衛生学部のそれと似ていた。ＷＨＯの各部門は公衆衛生学部の各学科と似た役割を持っていた。メンタルヘルスの推進と精神神経疾患対策は公衆衛生学部の通常の一連の役割の中には存在しておらず、ＷＨＯのユニットにメンタルヘルスが含まれているのか、何をしようとしているのかということはまったく不明確であった。さらに当時、組織内の多くのスタッフは第二次世界大戦までは植民地保健に従事していた人々であり、以前の経歴を見る限りメンタルヘルス・サービスについてはほとんど知識がなく、少数の例外を除いて精神疾患について何かをする必要性があるとは考えていなかったのである。メンタルヘルスの問題は先進国と比べて発展途上国ではそれほど頻繁にある問題ではないとか、家族がうまく対処できることも多いはずだとか、精神疾患を抱える人たちを助けるためにできることはほとんどないといった意見が広く優勢であった。

このような環境では、メンタルヘルス・ユニットが長期に生き残る確率は低かった。そのためユニットは二つの主題に集中した。ひとつは優れた報告を毎回結果として出す専門委員会の編成であり、もうひとつは主に報告書を執筆した上級職員と訪問した政府の職員とによる各国のニードに関する一連の評価であった。

前者の活動は多くの分野をカバーした。表1にＷＨＯが初めの二五年間（一九四九—一九七四）に取り組むべきこととして、専門委員会と科学研究部門が招集したユニットを示した。

それぞれの会議には一〇～一二名のエキスパート（Mental Health Expert Panel）のメンバーが含まれていた。Panel のメンバーは会議への出席やメンバーであることに何ら報酬を得ることはなかった。彼らの旅費と滞在費は支給され、およそ一時間のカクテル・レセプションをエキスパートに申し出るのが慣例であった。ユニットを招集する責任者は、通常エキスパートを自宅やレストランで食事に招待したが、特にこうした接待に対しての手当はなかった。

実際的な効果を得るため、会議には厳格な規則が存在した。そのうち最も重要なものは、エキスパートたちはその会議の週末までに報告書を作成しなければならないというものであった。報告書は三つの草稿を経て、結論のいくつかは六〇～八〇ページにわたる出版物となった。報告書はＷＨＯ理事会（Executive Board of the

（2）たとえば疫学週刊報告書や保健サービスの年次統計報告書。

表1 [(3)]

習慣性がある薬物、1949
メンタルヘルス— TRS（Technical Report Series）No9、1950
精神衛生— PAHO　科学出版 No.1、1953
地域精神科病院— TRS No73、1953
小学校における精神衛生、1953
養子のメンタルヘルス的側面— TRSNo70、1953
アルコール— TRSNo84、1954
依存をきたす薬物— TRSNo76、1954
軽度の精神異常の子供— TRSNo75、1954
病院における子供、1954
公衆衛生の実践を通じたメンタルヘルス、1955
精神科治療に影響する立法— TRSNo98、1955
産業における人間関係とメンタルヘルス、1956
精神科看護— TRSNo105、1956
若年性てんかん— TRSNo130、1957
メンタルヘルスの予防センターとしての精神科病院— TRSNo134、1957
薬物依存の治療とケア— TRSNo131、1957
精神安定作用と幻覚作用のある薬物— TRSNo152、1958
医学リハビリテーション— TRSNo158、1958
原子力の平和的利用のメンタルヘルス的側面— TRSNo151、1958
人口の高齢化の公衆衛生的側面、1959
老化と高齢者のメンタルヘルスの問題— TRSNo171、1959
機械化に関するメンタルヘルスの問題— TRSNo183、1959
社会精神医学とコミュニティーの態度— TRSNo177、1959
精神疾患の疫学— TRSNo185、1960
メンタルヘルス分野におけるプログラム開発— TRSNo223、1961
医学部教育における精神医学とメンタルヘルスのプログラムの教育— TRSNo208、1961
メンタルヘルスケアにおける公衆衛生技官と一般開業医の役割— TRSNo235、1962
精神科医の研修— TRSNo252、1963
心身医学的疾患— TRSNo275、1964
メンタルヘルスの研究、1964
精神科遺伝学に関する研究— TRSNo346、1966
精神薬理学に関する研究— TRSNo371、1967
アルコールとその他の薬物依存の予防と治療サービス— TRSNo363、1967
精神科における神経心理学的・行動医学的研究— TRSNo381、1968
精神発達遅滞のサービス組織— TRSNo392、1968
精神疾患の生化学— TRSNo427、1969
統合失調症の生物学的研究— TRSNo427、1970
臨床薬理学— TRSNo446、1970
老年精神医学、1970
大麻の使用について— TRSNo478、1971
体液中の依存薬物の検出— TRSNo556、1974

(3)　この表は専門委員会（Expert Committee）と科学あるいは研究グループ（Scientific or Study Group）に委託されたトピックのみを含んでいる。これらは通常、技術報告集（TRS：Technical Report Series）として出版された。他のトピックについては多くのより形式張らない会議に委託された。

Organization）に送られ、その上でかなり詳細な議論がなされた。理事会では細部にわたり議論され、それゆえ勧告を実行するためにも有益であった。当時の理事会メンバーは極めて有能であり、経験に富んだ公衆衛生のエキスパート集団であったのだ。

コンサルタントが各国を訪問した結果、各国の実情も報告されるようになって来たが、活動の主目的はあくまでＷＨＯがメンタルヘルス領域に関心を持っていることを示し、公衆衛生の権威との連携を確立し、そして、メンタルヘルス従事者はＷＨＯのプログラムに参加することに関心を持っても良いのだということを明確にすることであった。

プログラムに関するはじめの一〇年間は主に上述の活動に費やされた。プログラムの予算は少なかったが、その足跡は確実に残っていった。[4] 他のＷＨＯプログラムは効果が効果を呼び、ＷＨＯはずいぶんと成長した。そしてＷＨＯ組織の地域事務所が五つの地域（南西アジア・地中海東部・ヨーロッパ・アフリカ・西太平洋）に作られた。アメリカにおいては、環太平洋衛生局（Panamerican Sanitary Bureau）がアメリカ地域でのＷＨＯ事務所の機能も持つように調整を始めていた。その後、地域事務所は急速に成長した。彼らの主な仕事は、各国に直接サービスを提供することであった。戦略的な勧告は本部の責任のままであった。アメリカとヨーロッパの二つの事務所ではメンタルヘルス・ユニットが作られた。これらのユニットは地域代表に報告を行いながらも、本部のメンタルヘルス・スタッフと技術的な連携を維持していた。

一九五〇年代の終わりから一九六〇年代初頭には、メンタルヘルス・ユニットに精神科疫学者のポストを追加す

（4）初期のＷＨＯプログラムでは、メンタルヘルス・ユニットの長はハーグリーブス（G.Hargreaves）博士、クラプフ（E.Kraph）博士、バーン（P.Baan）博士、レベデフ（B.Lebedev）博士とハスラー（F.Hassler）博士だった。

るようにとの提言がなされ、難民問題の担当者や専門誌編集者の中からそのポストへの転身者が投入され、メンタルヘルス・ユニットはさらに発展した。そのポストで台湾のエキスパートを雇い、そして次は中国本土からと考えられた。台湾もまたアメリカ合衆国の同盟国であった。その人選に対して政治的に彩られたコメントが寄せられ、議論と取引の結果、二つのポストを作り、一つは台湾のエキスパートのため、もう一つはこうした問題のバランスをとるために、生物学的精神医学と精神薬理学を専門とするロシアの精神科医をあてた。精神薬理学は、経済と科学の両面から重要と考えられ関心が高まっていた領域であった。関連するすべての人たちが、このバランスから利益が得られたように見えた。メンタルヘルス・プログラムは発展し、台湾では市民が参加して精神科疫学プログラムの設立を誇ることができたし、ロシア政府はＷＨＯ本部のポストを手に入れることができた。私はこうした展開のすぐあとにＷＨＯに加わった。反響はまだ残っていて、新参者の私にとってはとても興味深いものであった。

精神科疫学のエキスパートを雇うことによって、新しいメンタルヘルス・プログラムの展開がもたらされた。その領域を牽引するエキスパートたちとの個人的なつながりや関係だけでなく、当時の米国国立精神衛生研究所(5)(National Institute of Mental Health）は精神科疫学にとても関心を持っていたという事実が、助成金の申請・獲得を可能にし、メンタルヘルス・プログラムの財源は二倍近くとなった。そして以下に示す四段階のプログラムが実行に移された。第一段階は精神科診断と分類、第二段階は主要な精神疾患のパイロット研究を促進し文化を越えて適用できる精神科評価手段を開発すること、第三段階はこうした研究を拡大し、地理的に定義された人口に対して精神疾患の疫学研究を実行可能にすること、そして第四段階は合理的なプログラムを発展させるための準備を行うために各国自前のスタッフ養成が可能となるような精神科疫学のトレーニングを開発すること（Cooper, 1999）であった。

ＷＨＯ外部からの資金を獲得できるようになったことはさまざまな結果をもたらした。そのほとんどはポジティブなものであった。この資金によって有能なスタッフを雇うことが可能となったので、ユニットの技術力が向上した。こうした仕事によって、科学分野においてＷＨＯを支持する研究者のグループを確立することとなった。これらのグループは発展途上国にも先進国にも存在した。経済的に恵まれずに研究の長い伝統が存在しない国々において、優れた研究が行われたことは多くの人にとって驚きであり、こうした国々の資金獲得を促進した。プログラムの結果が出版されることによって、ＷＨＯのメンタルヘルス・プログラムは国際研究が行われているところであるということが知れ渡ることとなった。

この時期にＷＨＯによって実施された研究により、科学的に根拠のある複数の事実が初めて明らかになったのである。大きく異なった社会を持つ国々に、同じように統合失調症や他の精神疾患を患う人がいるという「初めて」の確証、異なる文化（と異なる言語）において適用に耐え得る「初めて」の評価方法（Sartorius & Janca, 1996）、世界の異なる地域において精神科評価で信頼度を獲得した「初めて」の方法、そして統合失調症は先進国よりも発展途上国においてその予後がよいといういくつかのそれまでの知見に「初めて」はっきりと確証を示した。

ＷＨＯ当局は、こうした発展を重要なものと捉えてはいなかった。ＷＨＯ執行部は多方面からの資金獲得によって、その後数年間のプログラムへの資金追加から解放されるということが関心の的であった。こうした方法が適切であるか否かについては疑問もあった。結局のところ、組織にとって第一の関心事ではない領域に関しては、ＷＨＯは公衆衛生機関の一つにすぎず、研究を行う組織ではなかった。時々いくつかの政治的なコメントがなされた。ある時、いつも自国の言葉と伝統を守ることに関心を寄せる傾向のあるフランスの代表は、彼の高官の一人を通し

（5）ＮＩＭＨはその後三つの国立施設（National Institute）に分割され、一つはメンタルヘルスを、一つはアルコール問題を、そしてもう一つは薬物乱用と依存を扱うものとなった。

て統合失調症の国際的なパイロット研究の知見に関する報告書の中にフランスの文献が極めて少ないことに対しての疑問を寄せた(6)。

この一件はかなり興味深いものであった。すなわち、残念なことに、概してWHOの出版物は科学的にというよりも、政治的に吟味される傾向にあったことが明らかになったのである。政治的な変更がプログラムに大きな影響を与えることはなかったが、それでも時に影響を及ぼしてしまうことは避けられなかった。たとえば、国連とWHOの中国代表が台北から北京に変更となったときには、台湾の実地調査センターとの協力を中止しなくてはならなかった(7)。ソビエト連邦といくつかのエリアにおける精神医学の悪用への反対運動にWHOが直接関与してこなかった理由の一つは、加盟国の保健システムには干渉しないという方針を掲げていたからであった。一九八〇年代にこの方針は変更された。この変更は、南アフリカのアパルトヘイト政策による健康差別に反対するWHOの活動と、排斥された人々の健康管理の改善へ関与する方針につながっていった。ポストの選択において、特定の候補者を優先しろといった圧力も時にはみられた。プログラムに政策的な影響がないということは、プログラムの規模が小さいことやWHO内での優先順位が高くないことの数少ない長所であったといっても良いかもしれない。

生物学的精神医学の仕事に対しては、資金やリソースはほとんどなかったが、生物学的研究に従事する各国のセンター機関の協力によって、共同研究機関のネットワークが確立・発展した。異なった方向性の協力施設がWHOの保護の下で実に多くの共同研究に参加し（Sartorius, 1989）、四〇以上の国々の優秀な精神科・神経科施設を含む国際的なネットワークへと発展した。

その他のプログラムも最低限の資金で行われた。たとえば、精神遅滞のプログラム・自殺予防のプログラム・アルコール関連問題のプログラムなどであった。エキスパート委員会と研究グループの臨時のミーティングは続けられたが、徐々にその提言は明確でなくなっていった。

ＷＨＯのメンタルヘルス・プログラムに対する支援は引き続き低いままであり、組織全体における通常予算の一％前後を行き来していた。専門家と多くの国々はメンタルヘルス・プログラムの必要性を認識し、ＷＨＯ執行部にプログラムへの通常予算の増額を迫っていたが、何も変わらなかった。組織内におけるメンタルヘルス・プログラムの重要性への認識は、別の発信源からもたらされた。

一九七〇年代初頭にＷＨＯの事務局長とその補佐官が変わった。組織を大きく成長させる指導力を発揮したＷＨＯの二代目事務局長であったカンドー（M. Candau）博士が去り、デンマーク人の結核専門家であるマーラー（H. Mahler）博士が後継者として選出された。マーラー博士は組織を指揮するにあたり、異なった優先事項と考えを持っていた。ＷＨＯ指導者の変更に加えて、一九七〇年代半ばの各国の社会経済的変化が、ＷＨＯの戦略目標を変化させた。公衆衛生の究極の技術的権威を目指すというＷＨＯの初期の望みは捨てられ、ＷＨＯは各国の保健領域で活動の調整役になろうとしていた。変化はすべてこうした方針に従っていた。たとえば、世界最高の科学者による小グループが所属している医学研究アドバイザリー委員会は、保健研究アドバイザリー委員会（ACHR：Advisory Committee for Health Research）とその名前を変え、公衆衛生の政策立案者を加えることでそのメンバーが増えた。アドバイザリー委員会のミーティングは定期的なものではなくなり、その議論も科学的・疫学的・基礎的な研究から保健制度の話題へと変化していった。ＡＣＨＲ委員会の勧告はより幅広いものとなり、たとえば、保健省を研究に関与させるよう勧告したりするようになった。

カンドー事務局長の補佐官はドロール（Dorolle）博士というフランス人で、ＷＨＯに加わる前はベトナムでし

（6）報告書と直接関係のあるものは何も出版されていなかった。
（7）台北センターからのデータは後にアメリカの雑誌に掲載された。

ばらく精神科病院の管理者をしていた。彼のメンタルヘルス・プログラムやその役割に対する考え方は多分にこの経験からもたらされたのであろう。彼のこの地位の後継者はナイジェリア出身の精神科医であるランボ（T. A. Lambo）博士であった。ランボ博士は、ＷＨＯに加わる前に、精神疾患患者を家族の同意の下に家族の元に戻すことで精神科病院での治療を減らし、精神科治療を補完するという功績によって名声を得ていた。彼はまた、カナダの科学者とともに行われたナイジェリアでの画期的な疫学研究にも協力していた。彼はさらに、自分の大学と医学部を作ることにも成功していた。彼はＷＨＯのプログラムにおいて二つの意味で重要で印象的な存在であった。一つには組織において最も高い地位にいる精神科医であること、そして二つ目は彼が支持しているトレーニング・プログラムを彼自身が援助しやすい存在であること。予想されたように、精神科医のトレーニングに専門的に関わるという感覚は次第に縮小し、多くの他の関心事が彼の予定表に押し寄せてくるようになった。しかし、彼の在任期間の初期にはプログラムにとってとても有益な管理上の変革を数多く導入した。薬理学部門に埋没していた薬物依存のユニットをメンタルヘルス・ユニットに統合することもこれらの変革の中に含まれ、他のユニットから移動させることでメンタルヘルス・プログラムのスタッフの人数が増え、メンタルヘルス・プログラムの地位が向上し、初めて独立した事務所となり、直接彼の元に報告がなされてから各部門へ業務が行き渡るようになったのである(8)。

組織上は格上げされたものの、プログラムにはまだまだ低い予算しか投入されないまま不安定な立場が続いていた。組織の中では、メンタルヘルス・プログラムを他の主要なプログラムの水準まで引き上げようという考えに支援を表明する人は少なかった。メンタルヘルス・プログラムのスタッフと他の組織のスタッフとの個人的な関係は良好で協力的であったが、精神科に対するありがちな偏見は減らなかった。私は、この状況を打開するためには、メンタルヘルスのアドバイザーをもたない地域の代表との関係性を強化し、各地域にメンタルヘルスのポストやユニットを作ることの有用性を理解してもらうしかないと考えた。このアイデアは、私のＷＨＯにおける初期の経験にいくらか影響を受けている。ＷＨＯに入ってすぐに、私は精神疾患の疫学の多地域チームの一員としてインドに派遣された。このことは多くの意味で忘れられない経験となった。その中でも特に印象に残っているものは、極めて少ない資源であっても多くのことを達成できる大きな可能性があるという認識であった。たとえば、メンタルヘルス領域と交流を持ち、自分たちの価値や潜在能力に気づいてもらうことによって、多くの可能性が広がるものである。ＷＨＯ地域事務局のスタッフや、国家レベルではメンタルヘルスの必要性を認識することはないということも学んだ。このような状態である限り、メンタルヘルス・プログラムに注目してもらった上で支援を提供してもらえる可能性は低い。メンタルヘルスを地域レベルに持ち込むことへの努力は成功し、一九八〇年代の初頭にはＷＨＯのすべての地域事務所にメンタルヘルス・アドバイザーと地域メンタルヘルス・プログラムが存在するようになった。プログラムの指導部と地域担当官との連携はとてもよく、その連携はおそらくＷＨＯの中で最も良好であった。地域事務所スタッフとの定期ミーティング・情報交換・良好な個人的関係と友情が、地域とプログラム指導部との間の調和の維持につながった。こうしたことは当時のＷＨＯでは考えられないことだったのである。メンタルヘルス部門のスタッフは若く有能でプログラムを拡大することに熱心であった。そしていくらかの幸運と可能な限りの努力を行うことで強く確かな動機を持つ有能な地域アドバイザーを見つけて雇うことも可能となったのである。

加盟国の代表によって、もう一つの重要な要素がメンタルヘルス・プログラムに加えられた。世界保健会議（World Health Assembly）において、心理社会的側面と関連するプログラムの発展に適切な注意を払うことなく健康を推進することは不可能である、とベルギー保健大臣が情熱的なスピーチを行った。公衆衛生に影響力をもつリーダー

（8）メンタルヘルス部門（Mental Health Division）の代表は私自身（N. Sartorius, 1977-1993）、コスタ博士（Dr.J.A.Costa e Silva : 1994-1998）、サラシーノ（Dr. B. Saraceno ; 1999 - 現在）である。

であるオランダとノルウェーの代表がその考えを支持した。世界保健会議は、心理社会的な要因と健康についてのプログラムを盛り込む議決を行った。いくつかの基金がベルギー・オランダ・ノルウェー各国によって作られ、それに刺激された他の政府によっても作られ、国家レベルの印象深い提案が制定されたのである。医学研究アドバイザリー委員会（Advisory Committee for Medical Research）はＷＨＯに対して生物行動科学と保健に関する大規模研究とトレーニングのプログラムを始めるように勧告した。ＷＨＯはこの仕事に対して通常予算から基金を供給するはずであったが、以前と同様、プログラムの予算を増額する代わりに自己資金に頼った。自己資金が使い果たされると、メンタルヘルス部門のささやかな資源を保持するために、心理社会的プログラムは切り捨てざるをえなかった。

心理社会プログラムの目的の一つは、ＷＨＯやその他の組織における政策立案者に、ヘルスケアや健康増進に行動が重要な役割を果たすという意識を持ってもらうことであった。そのためにわれわれはさまざまなプレゼンテーションを行い、他部門のスタッフと話し合い、世界健康会議での議論を出版することも試みた。世界健康会議ではこの件を議論し、解決案を議決した。それにもかかわらず、ほとんどのプログラムにおいて、行動を真剣に扱うことはなかなか進まなかった。ＷＨＯのメンタルヘルス当局やＷＨＯ外部の政策立案者は、ＷＨＯに心理社会的プログラムをもっと進めるように求めた。そしてＷＨＯはついに、ヘルスケアに関連する、人の行動を扱うプログラムをどう強化するかを議論することを決定した。ジュネーブにあるＷＨＯの最高管理委員会は、行動の問題を扱うため最もよい方法について一連の議論を始めたのである。

これらの議論はメンタルヘルス・プログラムとその中の心理社会的要素のさらなる発展に対する管理者の態度を試すよい機会であった。議論は閉ざされたドアの向こう側で行われ、メンタルヘルス・プログラムの専門家は議論に参加することのみならず、委員会の議論の下地となる文書を作成することすら許されなかった。これらの議論のチームリーダーは熱帯医学プログラムのリーダーであった。議論は何も生み出さず、委員会はそのテーマを排除し、行動と心理社会的要素を各国の健康施策に導入するための活動への資金を増額しないことを決定したのである。

精神科に対する偏見がWHOから消えていないことや、公衆衛生の世界にメンタルヘルスの出る幕はないという考えがまだ根強いということを示す別の出来事もあった。一九七八年には世界健康会議が組織のすべての戦略を審査し、あまりにも多くの資源がジュネーブに集中しているとして、一年以内にそれぞれの組織における資源を再分配するように求めた。その結果は明確であった。WHOの定期予算の少なくとも六〇％を地域事務所と国家プログラムに移すことを求めたのである[9]。

予算の削減はその規模の多寡にかかわらず本部すべてのプログラムに適用され、その再配分は会議での議決に応じたものとなった。メンタルヘルス部門はそのポストと予算を三〇％近く削減された。それはWHOの中で最大の削減であった。抗議にもかかわらずこの案は発効された。メンタルヘルス・プログラムは最終的に四〇％近く配分が削減されたのである。

その後、加盟国と理事会によってメンタルヘルス・プログラムの予算増額の要望が何度も出されたが役に立たなかった。ありがちな回答は、予算の規模がWHO執行部の優先度を反映していないというものであった。また、メンタルヘルス・プログラムへの道義的支援、たとえば、世界保健デーをメンタルヘルスにあてるといった要求も三〇年間無視されてきた[10]。メンタルヘルス・プログラムは、その存続を予算外の貢献・協力センターのネットワー

(9) WHOの通常予算はWHO加盟国の通常寄付からなる予算に基づいている。「予算外」の資源とは組織がその他の出資元から得た寄付からなり、通常使われるプログラム分野は明確化されている。
(10) WHOは世界保健デーをこれまで一九五九年と二〇〇一年の二回メンタルヘルスにあてている。

ク・世界中のエキスパートとサービスからの顕著で継続的な支援に頼らざるを得なかったのだ。

一九八〇年代の終わりにマーラー博士とランボ博士は組織を離れ、ＷＨＯ総会は新しい事務局長に日本人の精神科医である中嶋宏博士を選出した。当初、中嶋博士は、薬物とアルコール依存を扱うプログラムをメンタルヘルス・プログラムから分離することを決めたが、それは薬物依存に関連する活動が人目につくようになると予算外の資源が利用可能になるのではないかと期待したのであろう。結果的には、これはプログラムを弱体化させ、スタッフと資金を減らすことになってしまった。そしてメンタルヘルスの予算も減少した。しかし、逆に、かつてしばしばそうであったように、プログラムへの関心の欠如が他の大きな変更や削減から守り続けているようであった。

私がＷＨＯを辞める時には、メンタルヘルス部門は撤廃されるであろうという噂が広がった。事務局長に対して、多くの非政府系組織（ＮＧＯ）が自分たちや国家プログラムにとってとても有益であったプログラムを継続するよう求め声を上げた。プログラムは廃止されなかったが、その噂はいったい何の意図を反映したものであったのか、または適当な推測を代表したものであったのかはまったくわからない。目減りしていく予算外の支援に過分に依存しながら、それでもプログラムは継続していた。いくつかの地域事務所の活動は停止し、メンタルヘルスを扱うスタッフが去った後の地域事務所のポストは引き継がれなかった。新しい研究は開始されず、それ以前に始まっていたものは徐々に中止された。プログラムによって生み出される出版物も稀となっていた。協力センターのネットワークは継続して機能していたが、徐々に活動は減退し、ほんのわずかな数のセンターだけが運営されることになってしまった。

中嶋博士は二期目の終わりに組織を去り、議会はブルントラント（G.H. Brundtland）博士を事務局長に選出した。彼女はすぐにメンタルヘルス局の責任者にサラシーノ（B. Saraceno）博士を任命した。任期二年目にブルントラント博士は、精神疾患はＷＨＯが優先順位の筆頭リストに載せるべき規模の公衆衛生上の問題であると宣言した。この声明の根拠として、彼女は異なる疾病が引き起こす障害の総数を比較するレポートの図表[11]を引用したのである（Murray & Lopez, 1996）。そしてブルントラント博士の活躍は、この声明を作ることだけにとどまらなかった。二〇〇一年の世界保健デーをメンタルヘルスにあて、同年の事務局長年次報告はメンタルヘルスに捧げられたのである（WHO, 2001）。メンタルヘルス部門はスタッフ面で力を取り戻し、通常予算の増額と予算外資源の両者を勝ち得た。さまざまな再編の中でアルコールと薬物依存のプログラムはメンタルヘルス・プログラムに戻ることになった。プログラムは良い軌道に乗り続けるであろうし、メンタルヘルス問題の深刻さによって必要かつ重要な立場を勝ち得ることになるであろう。

メンタルヘルスを公衆衛生プログラムに完全に導入するためにおおよそ五〇年が必要であった。そのために多くの人が力をつくしたが、プログラムの歴史は、ヘルスケアをつかさどる管理構造の変化を加速するためにできることはほとんどないことを示しているかのようである。これほど長い時間が必要であるというのもひどい話だが、始まった時には無理だと思われたことを達成できたということは驚くべきことなのである。

---

(11) この報告は数年前に出版されていたがＷＨＯ指導部にはメンタルヘルスが関係しているということで一般的には無視されていた。

参考文献

Cooper, J.E. (1999). Towards a common language for mental health workers. In De Girolamo, G., Eisenberg, L., Goldberg, D.P. & Cooper, J.E.: *Promoting Mental Health Internationally*. London: Gaskell.

Murray, C. & Lopez, A. (1996). *The Global Burden of Disease*. Boston: Harvard School of Public Health.

Sartorius, N. & Janca A. (1996). Psychiatric assessment instruments developed by the WHO. *Social Psychiatry and Psychiatric Epidemiology*, 31, 55-69.

Sartorius, N. (1989). Recent research activities in the WHO's mental health programme. *Psychological Medicine*, 19, 233-44.

WHO (1996). *Basic Documents*, pp.1-18 Geneva: World Health Organization.

WHO (2001). *The Report of the Director General on the Year 2000*. Geneva: World Health Organization.

第11章　高齢者のメンタルヘルスケアとは何か

――今後三〇年は待たされる課題――

世界人口の高齢化に注目が集まりつつあり、また、メンタルヘルスと身体的問題に対してかなりの注意を払う必要があるという研究があるにもかかわらず、政府は、少数の例外を除き、医療のこの領域に対して、ほとんど投資をしてこなかった。一見、これは驚くべきことのように見えるが、高齢者のメンタルヘルスを扱うプログラムを強力に推進することに関して調査してみると、これらは思ったほどに熱心なものではないことがわかる。

それゆえに、残念なことであるが、世界の多くの国においては、高齢者のメンタルヘルスが実状にあった注目を集めるのには、もう二三十年はかかると思われるのである。

世界人口における高齢者の割合は急速に増加している。高齢者の増加は、特に民主国家における政治的な重要性を高めている。疫学研究により、高齢者の健康に必要なものが、おおよそ評価された。科学と経験は、多くの高齢者の精神疾患に対する治療法を明らかにし、治療方法の提供に必要な知識を作り上げた。医療全般の改善により、高齢となってもなお年月を楽しむことができるようになった。科学はまた、高齢者自身にとって生活状況を最適なものにし、そして、生活の質の改善を可能にする知識をもたらした。高齢者数の増加は、彼らに対する良質な支援の構築と、彼らに対する若い世代からの寛容と受容とを促したのである。

前述のことは、科学論文や新聞で目にすることができる。これらはたいてい、将来の筋書きを考案するのに使われる枠組みの部分を構成している。また、老年学者（あるいは高齢者の生活の質の改善に興味がある人々）にとって、彼らが努力する上で勇気と忍耐力を見出す助けとなるのである。これらは、研究によって裏づけされており、明白で公正であるように見える。

それではなぜ、高齢者のメンタルヘルスケアは、今以上の速さで改善しないのか？　また、なぜ多くの国において高齢者問題が優先的に扱われないのか？　なぜ調査や報告は、高齢者のメンタルヘルスケアの改善が遅々として進まず、しかもいくつかの国においてしか行われていないのであろうか？　なぜ、最近になっても世界中の施設や地域社会で、高齢者の虐待が広く行われているという報告があるのか？　上に挙げた希望的観測の根拠はそれほどしっかりとしたものではなかったのかもしれない。また、それらは真実のすべてではなく、真実の一部だったのかもしれない。もしかしたら、それらのいくつかは欲求不満から生まれた誤った考えであり、高齢者を助けたいが、もう気長に待つことができなくなった高潔な人々の希望的観測に過ぎなかったのかもしれない。われわれは高齢者のメンタルヘルスケアを発展させる楽観的な筋書きを組み立てたが、その依って立つ基盤の構成要素を以下の論評で考察する。しかしながら、その前に「高齢者に対するヘルスケア」と「高齢者」という語の定義を行う。

高齢者のメンタルヘルスケアの定義

高齢者のメンタルヘルスケア・プログラムの内容に関する合意はほとんどない。メンタルヘルスケアは、たとえばうつ病のように有効な治療法が存在する状態に対して治療の用意がなされていることと定義される。他の定義では、メンタルヘルスケアは、高齢者の生活の質を改善し、より長く、より快適に、より良い健康状態で生きるために必要なすべてを含む保障であると、野心的に理解されている。この議論のために、メンタルヘルスケアは広い意味で定義されている。そこでは、高齢者の自律性と自立性を改善させうる施策であると同様に、精神疾患の予防と治療を含んだものと考えられている。またそれは、高齢者に対するサービスを提供する他の介護者や家族へのサポートと同様に、高齢者とその周囲の人々との間に互いに頼り頼られる関係を促進していく方策を含むのである。さらには、全住民や高齢者に関わる職に携わる人々（たとえば医療介護従事者など）に対して高齢者に関する健康教育を行うことも含むのである。

高齢者の定義

高齢はさまざまな方法で定義される。暦年齢とは、出生してからの年数をさし、出生が登録されていたり、もしくは他の方法で体系的に記録された人口に関するデータが存在する国々においては暦年齢を定めるのが容易である。ところが、世界の多くの国々においては、このような登録や記録が存在しないか、適用範囲と正確さという点でうまく機能していない。それ故に、そのような状況下において、人口の年齢構成を見積もることは近似と推測のゲームなのである。人々はたまに年齢や生まれた年を、たとえば、大洪水や地すべりなどその当時暮らしていた土地にとって重大な出来事に関連付けることがある。このことは、さまざまな目的に有用であるが、正確な人口統計学的調査にはあまり適していない。地すべりや洪水といったものは、それを経験した者と経験していない者の目には異なって映るものである。それゆえに、何らかの出来事から、ある回答をした人の年齢を割り出すことは、妥当ではなく、そうすべきではない。記録がきちんと保存されている国々においても、戦争その他の出来事のために、記録そのものが正しく残されているとは限らない。また、世界の多くの国々が、良好な統計と記録のシステムを導入したのは比較的最近になってのことである。多くの国々において、次の世紀を生きる人々は現代の人々と比べて、正確な出生記録を持てるようになるであろう。

生理学的年齢

身体機能を指標とした生理学的年齢は、個人によっても集団によっても異なる。確実に測定することは困難であるが、それが可能なときには、生理学的年齢は疫学や統計学的評価よりも個人のケアにおいて有用なものとなるであろう。異なった国においては、異なった速度で人は年を取るといった証拠がある。これが、遺伝的要因によるのか、食事状況によるのか・平均的なストレス・レベルもしくは他の理由によるのかはわかっていない。人々は以前と比べて、生まれてから長い年数をかけて年を取るということが、最近わかってきた。たとえば、スポーツ外傷は、六五歳以上の人において医学的介入を必要とする原因として重要となっている。このことは、おそらく二三十年前の六五歳よりも、現在の六五歳のほうがはるかに精力的であり、身体的にも申し分のないことを反映している。さしあたり、このことはわれわれ全員にとってよいニュースであろう。やがてこういったデータによって、政府は行政上の高齢者の年齢の定義を変更し、退職の年齢（政府が個人に対して援助を提供する年齢）を高く設定するようになるであろう。ひとたびこのような変更が行われると、人口における高齢者の割合は下方修正される。しかしながら、下方修正はそれぞれの国の状況に応じてなされるべきである（あるいは、富裕層と貧困層の違いという集団ごとの下方修正もしかり）。ここに、人口における高齢者の割合について述べることを困難にしている複雑な事情がある。

高齢者のメンタルヘルスケアについて楽観的に予測する根拠の妥当性

世界人口における高齢者の割合は急速に増大している

多くの国々からの人口統計学的報告において、六五歳以上の人の増加が示されている。これらの報告は高齢者に対する支援と医療全般に対する投資を増やすための議論に使われる。しかしながら、この議論はたびたび無視される。この議論には欠点があるからかもしれない。高齢者の数が、絶対的にも、相対的にも明らかに増えているのにもかかわらず、高齢者は世界のほとんどの地域において、依然として人口の少数派をなしているのである。このことは、高齢者の定義として定説となっている六五歳という年齢を統計的基盤として用いられた場合に当てはまるが、さらに高い暦年齢を高齢者の定義に用いた場合には、なおさらである。したがって、非常に小さな数をたとえ二倍にしても依然として小さい数であることに変わりがないように、高齢者数の増加についての報告を無視することにも一定の正当性があるのかもしれない。

高齢者数の増加は、おそらく彼らの政治力を増大させるであろう

精力的に活動する高齢者が政策決定に影響を及ぼすことができるであろうという報告に、高齢者やその福祉を促進させようとしている人々は満足した。政治的指導者は、高齢者が有権者の重要な割合を占めている以上、彼らのことをもはや無視することはできないと言われてきた。政治権力は高齢者のための支援や彼らの生活の質の向上のために使われ、高齢者が自らの目的と意志のために率先して政治権力を用いるようになり、長い目で見れば、長寿高齢者が増え、その規模も増大することにつながるだろうと、かつては考えられていた。

しかしこのことは、その一部分しか正しくはなく、さらに少数の国においてのみ当てはまるものであった。この理由は明白である。高齢者の人口における割合が最も高い国々においてでさえ、高齢者は少数派であるという事実に加えて、二つの重要な要因があるのだ。一つ目は、高齢者は同一の主張を行う均一な集団ではないということである。彼らが必要としていることは、社会階層によって、また、文化的集団やサブグループによって異なっているのである。長寿である高齢者は、しばしば上位の社会階層に属しており、彼らは多くの支援を求めることは無い。というのも、彼らは生活に必要なものをすでに手にしているからである。二つ目は、高齢者はよく組織化されておらず、彼らのすべての力を利用して特定の方向に圧力を加えるための技術やエネルギーを持っていることは少ないのである。年齢によって規定された政治団体になるのは困難なのである。政治的に活発な高齢者の多くは、すでに他の目的や特長によって規定された政治団体に対して忠誠を誓っているのである。ある政治団体にその人生をささげてきた人は、のちに他の政治団体に参加するようになったとしても、前者に対して人生をささげ続けるのである。また、主要な政治団体は多くの場合、高齢者や身体的に弱い人々を助けるための項目を、彼らの政治綱領に加えている。このため、精力的に活動する高齢者主体の政治団体に加わるよりも、主な既成政治団体に属しているほうが楽なのである。一定の政治的立場をとり続けることは、老いぼれた兆候でもなく、他者への依存度が高まった結果

の危うい兆候でもなく、歳を重ねることで彼らが示しうる卓越さの証となりうるであろう。

高齢者のニーズに関する疫学研究のエビデンス

高齢者の精神疾患について、多くの優れた研究が近年行われてきている。それらの研究により、認知症やうつ病といった疾患の頻度は信頼できる推定値をもって示された。

今日われわれは、精神疾患に罹患している高齢者の数を把握しているうえ、疾患の種類とその重篤さについてのデータもあるので、われわれが提供しなければならないメンタルヘルスケアの種類・様式・質を述べるのに好都合であるという議論がなされている。健康な高齢者と疾患を有する高齢者のコホート研究のデータもまた入手できるようになり、この観点でのわれわれの立場をさらに説得力のあるものにしている。

しかしながら、不幸なことだが、この議論は、われわれがそうであってほしいと願うほどには説得力のある議論ではないのである。第一に、高齢者の精神疾患についての信頼できる研究は、その多くがごく少数の国においてなされたものである。他の国における状況はおそらく同じであると言うことはできるが、それを正当化することは容易ではない。同じ国においてなされた統計学的研究の結果に違いがあるということは、互いに似ている地域を一般化することに慎重であるべきだということを示している。一般化が、文化圏をまたぐ研究に基づいてなされる場合、あるいは生活様式・老化の速度・伝統的文化様式・その他の要因によって異なる集団に対して行われた場合には、慎重さを欠くと明らかな科学的過ちを犯してしまうのである。発展途上国における統合失調症の予後は先進国における予後と異なるのである。ならばどうして、アフリカにおけるうつ病の予後が、フィンランドにおけるうつ病の予後と同じであるといえようか？

しかし、これですべてではない。世界の異なる母集団から代表性のあるサンプルを得て正当性のある研究を行ったとしても、高齢者のメンタルヘルスケアに必要なものを予想し評価することとなると、われわれは比較的弱い立場にいるのである。ケアに必要なものという概念は、近年になって大きく変化した。ケアに必要なものと精神疾患の有病率と発生数の関係は単純でも明白でもない。ケアに必要なものは、人口における疾患の頻度を含む多くの要因によって決定される。しかし、この頻度のデータは比較的重要ではないと認識されるようになってきている。必要なものについての評価に関して実際的になるためには、以下のことについての情報が必要である。患者のニーズが何であるのか、患者の家族が何を願い、そして保健サービスや他の社会サービスから何を得ることを望んでいるのか、誰が患者であるのか、そしてどの社会階層と文化的集団に彼らが属しているのか、彼らが利用したり動員したりできる資源は何であるのか、問題となっている疾患を治療するために保健サービスはどの科学技術的手段を利用することができるのか、市民や患者やその家族にとってこれらの治療方法はどのくらい受け入れることができるのか、そして最後に、公的保健プログラムであるからといってその疾患は行政によって優先権を与えられてよいのか。

つまり、高齢者の精神疾患に関する知識が集積されている国がある一方、世界の大多数の高齢者のメンタルヘルスケアに必要なものが何であるのかをわれわれは十分にそして科学的には決めかねている。もちろん、そうは言っても、高齢者医療の緊急性および必要性を要求してはならないというわけではない。しかしながら、われわれが要求を掲げる場合、それらが説得力のある完璧なエビデンスに基づく基本計画にのっとったものではなく、理由を後付けで用意したものであるということを忘れてはならない。

科学と経験によって高齢者の有する多様な精神疾患の治療法を確立するための十分な知識が得られた

ごく最近まで精神医学も他の医学領域と同様に、患者は一度に一つの疾患に罹患し、順序だって現れてくる症状を有する、といった絵に描いたような世界にとらわれてきた。多くの教科書における精神疾患の項目では、特定の治療法を適応すべきである（たとえば特定の薬剤を処方すべきである）と結ばれているが、特定の精神疾患が他の精神疾患ないし身体疾患の存在下でどのように治療がなされるべきかについては、ほとんど明言されていないのである。さらに悪いことには、病院での治療と地域でのケアの違いにはほとんど注意が払われておらず、治療の場が変われば、薬剤投与量や適用方法など治療内容のほとんども変わってくるということを忘れてしまっているのである。治療の進み具合の指標についての記載は曖昧であり、ある治療方法がうまくいかないからといって他の方法に変更する際の基準が定められているというわけでもない。

多くの国々が関与した研究によれば、精神疾患に罹患した人の大部分は一般開業医や精神科医以外の専門医を受診するということが明らかとなった。一般開業医や精神科以外の専門医は、患者を精神科医に紹介することは比較的少ないのである。彼らが紹介する患者は、統合失調症のエピソードなど主要な精神症状を示す場合や、彼らがさまざまな治療を試みてもまったく効果がないときだけなのである。一般開業医や精神科以外の医師は、受診した患者に精神疾患を見逃すことがよくある。ほとんどの医療機関においてこのことは当てはまる。一四の国における最近の研究（Üstün & Sartorius, 1996）では、独立した信頼性のある評価によって、一般開業医を受診した精神疾患患者のうちほぼ五〇％の人が、実際には精神疾患の診断を受けていなかったということが明らかとなった。その一方で一般開業医は、ＩＣＤ-10のどの精神疾患の診断基準にも当てはまらない多くの患者に対して、精神疾患の診断を下してしまうのである。この診断は、ＩＣＤ-10またはそれに付随する診断ガイドライン基づいて行われている。一般開業医は、精神疾患に罹患していると彼らが判断したうちの約半分の患者に対して治療を行っている。一般開業医が精神疾患に罹患していると認識した患者のうちのどのくらいが専門医に紹介されるのか、あるいは自ら受診するのかは、定かではないが、実際にはほとんどいないであろう。精神科と一般身体科の二つの世界は、あまり交わっていないように見える。精神科医は、精神疾患の診断の大部分を、紹介患者や直接来院した患者の観察に加えて彼らの経験に基づき行ってきた。精神疾患の診断は、精神科であれ身体科であれ専門医を受診しない人々に生じる精神疾患の形態をほとんど考慮に入れずに発展してきた。

一般開業医の多くは、専門医の診る患者とは異なるタイプの患者を診ている。すなわち、しばしば多彩な疾患に苦しんでおり、精神科医によって記述された症状とは必ずしも合致しない精神症状を呈しているタイプの患者である。メンタルヘルスの専門家が多く存在し、かつ、患者の正確な診断の伝統がある国々においてでさえ、これらの患者についての知識はいまだによく体系立っていないのである。さまざまな国々においての精神疾患の様態や、それらの疾患がどのように治療されているのか、そして治療後の疾患の予後はどうであるのかといったデータは、概して利用することができない。多文化間の研究においては、メンタルヘルス施設と接触を持った患者の精神疾患に注意を払ってきた。昔ながらの伝統的な治療者（native healer）の治療の場といったような、精神疾患に罹患した人が治療のために連れてこられる医療機関以外の場所において患者が見つかったという情報もある。一般臨床においては、しばしば身体疾患の陰に多くの精神疾患が隠れているということを体系的に調査した研究は依然としてない。たとえば精神疾患を有する高齢者とそのメンタルヘルス上の問題のように、多文化にまたがる特定の患者集団についての情報はさらに少ないのである。一部の先進国で試された治療法が、その他の国々のさまざまな集団に応用されているのである。これらの治療成果の報告を手にするのは困難であり、通常それらは逸話の域を出ないものや、医師や保健に携わる他職種による個人的な観察といったものであった。さらに悪いことには、精神疾患の形態と経過について何年も前に集められた知識が、依然として教育やマネージメントに関する勧告の基礎として使われている。生活様式の変化をはじめ、疾患の多様化・人々の職業や食生活に対する態度の変化・彼らの外観や特徴の変化が考慮されていないのである。

われわれの計画の基礎でもあり、将来の医師を教育するための基礎ともなる知識は、十分ではない。その知識は、さまざまな国の人たちが理解できる言葉で表現され、そして広められなければならないのである。臨床経験や研究で得られたエビデンスをもとに、国際的な交流が深められるべきである。われわれに十分な知識がないからといって、医療活動を休止してはならない。知識が無くてもしばらくの間は活動しなければならないのである。しかし、われわれに関する評価が不完全であるということを十分に認識してわれわれは活動すべきであり、体系的に経験と知識とを可能な限り集約すべきである。

人口統計学的変化・平均余命の延長・ヘルスケアの改善・収入の増加は、退職後の年数を増加させる結果となった。そして今日、得られた余暇の計画を立てることが必要となった。

過去数十年の間に、多くの国々において、退職年齢における平均余命は長くなった。しかしながら、病気とは無縁である年月の伸びる速度は遅く、多くの場合、まったく変化は見られない。人は長く生きるようになったが、病気は無くなっていないばかりか、老化と慢性疾患の相乗効果のために治療が困難になってきている。退職後にもらう年金を物価の高騰やインフレに応じて調整することが遅々として進まないため、退職者の購買力は失われ、科学技術の粋を集めた生活に必要な製品を彼らが買うことを困難にしているのである。先進国においては、少数の人しか退職の恩恵を享受していない。彼らは可能な限り働くことを期待されており、その後、家族が彼らの面倒を見ることになるのである。核家族化が進み、治療可能な疾患が増えることで長寿高齢者の数が増加したことによって、高齢者のケア・食事・住居を提供できなくなるまでに家計への負担が増えている。

そういうわけで、少なくとも当面の間は退職後の時間について差し迫って計画する必要はない。緊急にしなければならないことは、どのようにしたら高齢者の生活を改善することができるのか、また高齢者を平均余命よりも長く支えるためにはどのようなサポートを家族に提供することができるのか、といったことを計画立案することである。高齢者の数が増加し介護に対する必要性が増大することに加えて、子どもの死亡率を高める伝染病や他の病気の対策などを講じなければならない発展途上国の二重の負荷についても、また早急に注意を向けなければならない。伝染病や栄養失調・健康状態の改善に対する発展途上国の闘いに対する支援は、年老いた人にも、若い人にも有用である。さらに、適切な法律上の対策が直ちになされた場合、治療法の確立した疾患のために日々用いられている資源を、上述の途上国の抱える疾患や課題が解決された後に、高齢者のケアに投入することができるのである。しかし、このような戦略は危うい地盤に立脚している。なぜならば、伝染病に対する戦いにおいて短期間に成功を収めることができるかどうかは定かではないし、一つの医療圏における余剰資源が高齢者のケアに使われるかどうかも確かではないからである。

高齢者数が増加することにより彼らに対する市民の包容力が増す

この主張は、逆の主張、すなわち高齢者数の増加により彼らに対する市民の包容力が低下し、高齢者への大規模な拒絶となるであろうという主張と背中合わせである。どちらの主張にも、正しい部分もあれば、誤っている部分もある。多数派の少数派に対する振る舞いは、その多くの部分で予想できる経過をたどる。特定の集団に属する人の数が非常に少ない間は、通常包容力は大きく、ものめずらしく見られたりマスコットとして見られたりする。昔は、高齢になるまで生きた人はまれで、尊敬された。そして高齢者がまれであった多くの社会では、高齢者に対して提供している素晴らしいケアと高齢者が享受している名声について誇り高げに謳われたものである。

しかし、少数派であった構成員の数が増加するに従い、彼らに対する態度は通常変化する。たとえば、流入する移民の数が多くなると、あからさまな反対運動が起こるようになる。そして、効率的かつ確実に移民の数を減らすことを考え始め、すでに地域で生活している移民にも不安を抱かせる。高齢者の数の増大による彼らの社会からの受け入れられ方には、この移民問題と同じような影響があるように思われる。高齢者が増加すると、彼らが交通機関を簡便かつ安全に利用することができるようにするために巨費を投じる政党に対して、住民は以前ほど投票しなくなるであろう。その後、時を経て状況は再び変化する。少数派であった高齢者の数が増え、やがて多数派を占めるようになり、その後も高齢者の人口割合に大きな変化がないということが明らかになれば、高齢者のために何かできることはないかと自問する包容力と自発的な気持ちとが市民の間に増すであろう。

高齢者数の増加が彼らへのサービスを充実させる

高齢者数の増加をもたらした社会経済と保健サービスの変化は、単に高齢者だけに変化を与えたのではない。平均余命が伸びている社会においては、その傾向は高齢者のみに限定されているのではなく、あらゆる年齢層の平均余命もまた伸びているのである。このことは、保健サービスの発展にとっていくつかの重要性を持っている。第一に、このような状況における予算獲得競争は、これまで同様に、成人とそのサブグループへの保健サービスについても、高齢者へのサービスについても、活発に行わることが望まれる。第二に、他の年齢層において典型的に見られる疾患もまた増加することが予想されている。小児の死亡率が減少すると、そのぶん一八～二五歳の年齢層に入る人の数が増え、結果として統合失調症を発症する人の総数が増える。同じように、三五～四五歳の年齢層に入る人が増えると、単極性うつ病を発症するリスクを有する人の数が増える。生殖期の人口が増加すると性病の蔓延に対して対策を講じる必要性が生じてくる。それゆえに、高齢者に対して多くの資源を配分すべきであると主張する人たちは、高齢化社会を迎える以前と同じように多くの反対論者と戦わなければならない。また、納税者となりうる労働人口をこれまで以上に維持する必要性があるという事実から生じる困難が伴いうるのである。そしてこの集団を維持する必要性は、生産年齢世代の仕事や医療・保護に対してより多くを投資するという結果をもたらすであろう。

社会学その他の分野の研究が高齢者の医療その他のサービスを大きく発展させうる知識となり、このことが高齢者の生活の質を向上させる

過去二〇年間、多くの高齢者が新しいライフスタイルを選んできたのだが、そのことを研究する人はいなかった。数年の歳月をかけて各地を転々と旅して暮らす高齢者の数は、多くの先進国で増えている。こうした高齢者が必要とする医療機関の整備は、遊牧民に対する医療機関を立ち上げるときに直面するのと似た難しさがある。平均余命の延長は、健康な人だけに起こっているのではない。社会的困難や慢性の障害・疾患をもった人々における平均余命の延長速度はさらに速い。たとえば、統合失調症を抱えている人々は、彼らを主にケアしてきた親達よりも長く生き、年老いていく親の面倒を見ることになるのだが、そのような人々にケアを提供していく難題にも医療は直面しているのである。そして今日、これらの人々は統合失調症の残遺症状を抱えたまま、高齢の両親を世話しつつ、自らも高齢期に入っていくのである。医学の発展と共に病気その他の理由による死を先へ伸ばすことが可能となったため、こうしたさまざまな状況にある高齢者の数は増加している。われわれはこれらの「新しい高齢者」に対するケアに関して明確な戦略を持っておらず、また異なった状況で行われた高齢者へのサービスを提供するための有効な方策に関してのデータも有していない。

高齢者にケアを提供することの障壁は、主として財政的なものである

ケアを提供することの障壁はさまざまな原因から生じる。財政的な資源の欠如は、高齢者向けメンタルヘルス・プログラムの発展を妨げる重要な原因の一つではあるが、主たる障壁ではない。これらの原因のうちのいくつかは、高齢者自身から生じている。彼らの態度や期待は、メンタルヘルス・プログラムの発展にとって有害なものであるかもしれない。高齢者が罹患している疾患の症状を、単なる加齢の兆候だと信じている高齢者は、医療機関への援助を求めないであろう。そして医療機関は高齢者を教育するために、莫大な金額と時間をかけ、さらにケアが必要な人を探さなければならないのである。医療スタッフには、高齢者における精神疾患の診断と治療に関する知識がしばしば欠如している。たとえば働いているために家庭の中にいる病人や高齢者にケアを提供することができない、もしくは気が進まないといった女性の数が増えてきているという社会構造の変化は、財政的な投資だけでは修正することができない難題をもたらしている。すべての国における都市化の進展により、組織的に医療を提供する方法に変化が生じており、特に高齢者医療において顕著である。この点に関しては、今のところ、異なった社会文化的状況における推奨される明確な解決策もエビデンスも存在しない。戦争・大惨事・移住・政治的その他の迫害による亡命といった大きな変化は頻繁に起こっている。これは高齢者にとっては致命的なものであり、ケアを提供する際の越えがたい障壁となりうる。科学技術の急速な発展は、高齢者の技能を時代遅れのものとし、高齢者が生存していく上で他者に依存していく可能性を高いものとした。それゆえに、高齢者へのサービスに必要な資金をただ単に増やすだけではなく、さらに多くの努力を必要とするのだが、前述の種々の障壁を取り除くための努力は、ほとんどなされていない。

まず何をすべきか？

これまで述べてきた趨勢や事実は、高齢者に対するメンタルヘルス・プログラムの発展が簡単でも迅速でもないことを示している。しかし絶望的というわけではない。多くの新しいサービスが真に有用なものへと発展するには時間を要する。科学は飛躍的に進歩しており、今日われわれが予見することができない解決法をもたらすかもしれない。まずは、さまざまなコミュニティの高齢者が真に必要としていることをわれわれがほとんど知らないということや、彼らに最も効果的・効率的に対応する方法についても無知であることを、われわれが認めることが有用であろう。またたとえば、発展途上国の都市部における高齢者に対するサービスの提供の問題や医療スタッフの拒否的な態度をどのように扱っていくか、多くの他の疾患や障害を抱えた人の精神疾患に対する治療における問題、高齢者の期待を変化させることで生じる問題などといった実際的で日常的な問題にわれわれの研究のかなりの部分を結びつけるのは有用である。当面の間、高齢者のプログラムに対する全面的な受容や支持よりも、たまたま訪れる好機によって進歩は導かれるのだということを、われわれは受け入れる必要がある。

参考文献

Üstün, T.B. & Sartorius N. (1996). *Mental Illness in General Health Care - An International Study*. Chichester/New York/Brisbane/Toront/Singapore: John Wiley & Sons.

第12章　私の好まない言葉について

言葉の中には、新しい概念を表すものとして生み出されるものがある。しかし、繰り返し用いられる間に、本来の意味と共に別の概念をも表すようになる言葉もある。ぎこちなさを感じつつ繰り返し用いられるうちに、本来の意味と別の概念との境界が曖昧となった言葉は、その真意が不明確になって混乱を招く危険性も高くなる。私にとっては、西洋（Western）・コンプライアンス（compliance）・第三世界（Third world）・消費者（consumer）といった言葉がそうである。

言葉の中には、明らかに誤った意味を表現しているものがある。異議を唱える者がいるにもかかわらず、多くの人によって誤用がなされるため、本来は排除されるべき意味が一般に認められるようになってしまっている。中には、特殊な目的（たとえば政治的な目的）のためであることもある。言葉の意味を歪曲していると自覚していながら、誤用を止めない人々もいる。中でもよく知られているものに、戦時中に戦争のPRに使われた言葉がある。また、悪意などまったくなく誤用に気づいていない場合もあるが、後のち自分が意図した意味は存在しないという事実に気がついたとしても、そのまま誤用を続ける人々もいる。そういった言葉は、比喩表現であることもあれば、ありきたりの言葉を単純にラテン語や学術用語に変えただけであったりもする。

私は、そういった言葉のリストをつくろうと思っている。現実的ではないのはわかっているが、いつの日か、そのリストが読者諸氏によって拡充され、すべての医学雑誌に「誤解を招く可能性があるため、使用を避けたほうがよい言葉のリスト」として掲載されることを願っている（衛生面および品質劣化のため消費期限を過ぎたものは用いてはならないという缶詰の底に小さく表示してある注意書きのように！）。

西　洋

西洋（Western）という言葉は、ヨーロッパ諸国・アメリカ合衆国・カナダ（そしてオーストラリアも！）が一つの文化を共有しているという架空の概念を表すためにしばしば用いられている。この言葉の対義語にあたるものとして、（あたかも東洋には一つの文化しか存在していないかのごとく）東洋文化（Eastern cultures）とか、発展途上国といった言葉が用いられている。この言葉は、北米の文化人類学者による記述において一般的に用いられるようになった。その起源は、東ローマ帝国（Eastern（Roman）Empire）と区別するために用いられた西ローマ帝国（Western（Roman）Empire）という表現にあると考えられる。西洋の名のもとに一くくりに分類することは、ヨーロッパ諸国の異なる歴史およびヨーロッパの人々の言語・宗教（その儀式や習慣にいたっては一つ一つ異なるといってもよいもの）を軽んじることにつながる。同時に、ヨーロッパには、さまざまな人種・民族・生活様式があり、食べるものも気候も多様であるという事実が見過ごされている。地理学的にも、西洋（Western）という言葉は筋が通っていない。なぜなら、ヨーロッパ諸国でグリニッチ子午線の西側にある国は、アイルランドとポルトガルの一部とアイスランドの一部だけなのである。その他の国々はすべて地理的には（子午線の）東方（Eastern）に位置する。モロッコは、ヨーロッパ大陸のほとんどの国より西方にあるし、オーストラリアは日本よりも東方に位置している。

第三世界・発展途上国

第三世界（Third world）という表現は、tiers monde というフランス語を直訳したもので、一九五二年アルフレッド・ソービ（Alfred Sauvy）が記事の中で、初めて共産主義でも資本主義でもない国々を指すために使用した（Lacoste, 1939）。ソービは熱狂的な共産主義者であったため、一八世紀後半に人権を求めて革命を起こした一般市民や小作人からなる第三の階層（貴族階級と聖職者階級の下）にちなんで、第三の階層の世界、つまり第三世界という言葉を用いる事を提案した。ソービは、朝鮮戦争とその余波の中で、朝鮮戦争に関わった国々は共和制の国とは求めているものが異なっているのではないかと考えるようになった。その後、この言葉は、英語に翻訳されたが、実際に用いられることはほとんどなく、一貫性を持って用いられることもなかった。しかし、一九九六年にハヴァナで三大陸協議が行われた際に、さまざまな反帝国主義運動の中で「第三世界」という言葉が正式に用いられるようになった。当初は、共産主義でも資本主義でもないということを意味していたが、一九七〇年代半ばより中国の学者らが別な意味で解釈するようになった。彼らの解釈では、第一世界は、アメリカ合衆国とソビエト連邦といった植民地拡大を目指す二大勢力で、第二世界はヨーロッパ諸国などの植民地支配の野望を持たない国々、そして、第三世界とは、それ以外の国々（もちろんアメリカ合衆国やソビエト連邦と強い関係がないという条件になる）であるということであった。当時、中国とその他のいくつかの国で起こった毛沢東主義国際運動では、「中国が第三世界の国々のリーダーになるべきである」という見解が受け入れられていたようだ。それ以来、ほんの二三年ではあるが、第三世界という言葉は、非先進国の国々には共通点が多数あるという考えに基づいて使われた。一九七〇年代後半、ベトナム戦争（共産主義国と社会主義国が発展途上国と連携してアメリカ合衆国に抵抗した）とベトナムによるカンボジア侵攻の後、「第三世界」といっても国や地域によって多種多様で、安易にひとくくりにはできないことがはっきりとしてきた。その後、第三世界という概念はさらに変化し、貧困と多額の国債、医療不足、その他の悲惨な現状により特徴付けられる非先進国を表すようになった。

発展途上国（developing countries）という表現は、一九八〇年代前半以降、「第三世界」より一般に広く用いられるようになった。必ずしも「第三世界」という表現よりも適切というわけではないが、発展途上国という表現のほうが、前向きな感じがする上に、「第三世界」という表現が誕生した政治的な背景を感じさせない。理想を言えば、細かい違いを曖昧にしてしまうので、必要以上に単純化することは避けたほうがよい。

つまり、すべての国には、その国特有の文化・経済的・知的・情緒的な伝統がある。それがゆえに、それぞれの国が無二の個性を持っているのである。また、世界の大部分は、発達している地域と発展途上の地域、近代的な地域と伝統を重んじる地域、裕福な地域と貧しい地域がモザイク状に入り混じっている。そうした地域の特性がどの程度ずつ入り混じっているかは、時と場所によって、世界中で異なっている。国を分類する際には、なんでも簡略化する弊害ができるだけ生じないように注意しなければいけない。

予算の範囲内で

予算の範囲内で（Affordable）という言葉も、私が大嫌いな言葉の一つである。この言葉は、保健政策、国により運営されている保健計画、ガイドライン、宣言文などで、いたる所にはびこっている。なぜこの言葉を不快に思うかというと、この言葉のせいで、前もって準備されていたはずの勧告や政策報告書がまったく無駄になってしまうからである。アルマ・アタ会議では、プライマリヘルスケアは、「プライマリケアに必要不可欠であり、政府は予算の範囲内ですべての国民に供給すべきもの」と定義されている。つまり、プライマリヘルスケアよりも重要と見なされるものがなければ、プライマリヘルスケアを提供するべきであるということである。政府がもっと重要であると判断することがあれば、予算はそちらに使われ、プライマリヘルスケアは「予算の範囲外（not affordable）」と発表されてしまう。アルマ・アタの宣言文は採択されたが、実際には形式的なものになってしまっている。そのため、保健政策に必要な事業や計画のための予算が不足しているのである。

世界中の多くの国々では、精神保健事業（精神保健に限らずほかの保健分野でも）は、しばしば政府が提供する予算に振りまわされている。その筋書きは単純である。政府は精神保健事業の責任者に一定の予算を提供する。その予算をもとに事業が進められる。ところが、翌年には政府の予算が削減されてしまう。予算削減の理由はさまざまだが、しばしば納得のいかない理由に驚かされる。精神保健事業の責任者は、サービス内容を調整して低予算に収まるように対応する。すると、その翌年には再び同じことが起こる。サービスの質は低下し、スキャンダルが発生することもある。十分な予算があって抗生物質と食べ物を買う余裕さえあれば治療できたであろう患者が感染症で死亡したり、餓死したりするケースもある。低賃金と厳しい労働条件のために、優秀なスタッフは去ってしまう。精神的消耗で、チームは弱体化する。本当にモチベーションがあるのか疑わしいスタッフだけが残り、患者にとっては精神疾患に罹患したということだけでも十分つらいことであるのに、残ったスタッフが患者の人生をさらに困難なものにする。

最終的には、誰かが責任を取らなければならない。精神保健事業の責任者とその部下たちに責任の矛先が向くことになる。責任者らが処罰され、精神科のイメージがますます悪化し、さらに同じことが繰り返されてしまうのである。精神保健事業の責任者が適切なサービスのために何が必要か明示する機会は一度もなかった。勇気ある責任者であれば必要なものを明確に伝えることがあるかもしれない。しかし、その場合、政府は「予算不足」を前面に押し出すのである。結局、政府は予算内で間に合う範囲内でしか国民に精神保健サービスを提供しないということになる。もし、国際的にまたは国内で精神保健のために必要な最低限のサービスについてのコンセンサスが存在しているならば、「予算範囲内でという罠」は避けられるであろう。その場合、どのような理由があるにせよ、政府は有権者に対して、現在の精神保健では必要最低限のサービスすら十分に提供されていない事実について説明しなくてはならない。今までに、政府がそれほど厳しい立場におかれたことはない。政府関係者は有権者に対して、精神保健サービスに十分な（予算の範囲内で）資金を与えてきたが、良質のサービスが提供されないのは、資金運営の悪さ（たとえば医師の高すぎる給料・サービス提供者らの腹黒さ・患者の家族の傲慢な要求・資金の不正運用など）にあると、自分たちに都合のいい説明をしてきた。

一九七〇年代に世界保健機関（WHO）は、予算をもとに計画を立てるというそれまでのやり方ではなく、計画に基づき予算を見積もること（先に計画を立ててから、それに必要な予算を決めること）を奨励しようとした。計画に基づき予算を決めるためには、サービス提供者たちがやりたいこととその理由をはっきりさせることが要求される。そして、政府や行政がサービス提供者らの要求を吟味し、計画実行のための資金を提供するという流れになる。これは論理的で合理的な推奨ではあるが、概して誰の目にも止まらなかった。サービス提供者らは、たいていの場合、需要のアセスメント・運営や見積もり・公的な申し込みの準備や中期計画などは不得意であり、実行不能であると主張した。経営の専門用語という障壁を乗り越えた人々でさえも、精神科治療指針の現状には頭を抱えた。ほとんどの精神疾患には治療ガイドラインは存在せず、存在しても一般的な合意は得られてはいない。これは、ほとんど例外なくそうである。また、特定の疾患に罹患している患者のための必要最低限の医療についても、医療者間で意見の相違があるのも事実である。このような現状では、政府や行政にとって裁量の余地が狭まり、否応なく精神保健プログラムに精通せざるを得ない状況になってしまうと感じるようになったのも無理もないことである。時に、政府の下部組織が計画に基づいた予算編成に好意的なこともあったが、大抵は反対勢力により斬新な変革は阻止されてしまった。

消費者

一九六〇年代と七〇年代に、いくつかの先進諸国で広まった反精神医学の波は、良くも悪くも大きな影響をもたらした。その中には、政府が精神保健サービスの開発や維持、そして改善のための投資をより一層渋るようになったということ、優秀な医学部卒業生の職業選択において精神科の魅力が低下したこと、そして、他の医療専門職の間で医学専門分野としての精神科のイメージが低下したことなどが含まれる。精神科に対するイメージはすでに悪いものであったが、このことによりさらに悪化してしまった。

良い側面としても重要な進展があった。いくつかの国では、精神保健サービスが構造的にも機能的にも改善した。たとえばドイツでは、政府が精神保健サービスの徹底的な調査に着手し、改善に務めた。政治においても重要な進展がみられた。精神障害者の人権保護の必要性が多岐にわたって公式に認められるようになった。また、精神障害者の人権をうたった公式決議が通過した。そのうち最も重要なものは、一九九一年の国連総会で採択された国連決議・第一一九号である。この決議の最も注目すべき点は、精神障害者の人権を擁護する必要性を認めただけではなく、国連加盟国に精神疾患患者が適切な治療と社会的支援を受けることができるように保障することを迫った点である。これもまた人権の一つだからである。同時に、おそらく反精神医学の時代にその基礎が築かれたものと思われるが、多くの国で患者と家族による組織が誕生した。

精神疾患を経験しながらも政治において活動的な者を描写するための用語が必要となり、いくつかの言葉が提案された。その中には、たとえば〝精神科サバイバー〟のように、実際に使用する準備段階にまで入ったものの、広く受け入れられることなく次第に使用されなくなったものもある。そのような中で残った用語が、私がひどく嫌う消費者（consumer）という言葉である。嫌いな理由は主に二つある。第一に、消費者（Consumer）という用語は、精神障害者（とその家族）は、資源を使い果たす・使い尽くす（consume）という意味を含むからだ。この言葉は、精神障害者は社会に貢献していないことを示すことになる。この言葉によって、精神障害者は、受け取るばかりであって何も与えないと告げることにもなる。また、相互に支え合うような関係が発展し、その関係が守られることによって成立する社会というものに、彼らが役に立つ形で参加していないと非難していることにもなる。

私は消費者という言葉が嫌いだ。なぜなら、精神障害者は実際には消費者ではないからである。精神疾患を抱える者も彼らの能力の範囲内で社会貢献が可能であり、実際に社会へ貢献している。同様に社会の責任として、周囲の人々ができる限りにおいて精神障害者を支えるべきである。疾患のため経済面において生産的に、あるいは社会において活動的にはなれない場合であったとしても、彼らを支援することによってもたらされる道徳上の利得は大きく、政府は社会の維持と保護のために行われる他の事業とまったく同様にこうした支援を評価すべきである。長年にわたり重症の者を支援することは、自国を守るために戦場で負傷したことと同程度の称賛に値する行為である。疾患を抱えて生活し、それにもかかわらず社会に貢献するということは、多大なる努力と個人的な投資を必要とする大きな業績である。その事実は、保健サービスを消費しているだけであるとの誤解によって覆い隠されるべきではなく、評価され、そして称賛されるべきである。

第二に、保健サービスの消費者（consumers）が存在するということは、砂糖・塩あるいは綿のような商品同様、健康は売り買いされるような商品であるということを示すことになる。そのような理論では、医学は取引になってしまう。多くお金を出せば、より良い健康が買える、お金が少ないということは、現代の医療が提供しうるものを利用できないかもしれないということになる。場合によっては、医療が金融取引のようなものとなり、医師や他の医療従事者が健康を提供しそれに対する報酬を受け取るという時代がくることがあるかもしれない。あるいは、患者を助けるための知識や手段を有する者と患者との関係において、同情や精神的要素はもはや医療の一部ではなくなってしまうのかもしれない。しかし、もしそのような状況になったとしたら、その医療はひどい状態であり、改革すべきである。消費者という用語を使用することは、このような医療の退廃を暗黙のうちに容認することにつながる。従ってこの言葉の使い方は誤りである。

統合失調症者

罹病期間が長く、罹患した個人の日常生活に大きな影響を与える疾患がある。時に、患者は、病気のキャリアー(carriers)と呼ばれ、個人として扱われなくなる。そのように呼ばれると、一般に軽蔑的な、一群の付随的なイメージが彼らに付きまとうかもしれない。糖尿病者は、肥満で、他の人達とは違った食べ方をし、インスリンを自己注射し、常にイライラしている。統合失調症者は、危険で、幻聴が聞こえており、自分はナポレオンだとの妄想を抱いている。うつ病者は、いつも泣いており、仕事を避ける。ハンセン病者には、奇形があり、彼らは非常に伝染しやすい。スティグマは、しばしばレッテル(診断名)に付着し、たびたび差別をもたらす。

私はそのような言葉が嫌いだ。なぜなら、これらの言葉は治療の(そしてリハビリの)妨げとなるし、有害ともなりうる。レッテルに付随したスティグマは、人々が治療を求めて一歩前へ踏み出すことを妨げるかもしれない。スティグマはまた、彼らが自尊心を保ち、病気から回復することを妨げるかもしれない。

そのような結果は、スティグマに関連した差別によってさらに悪化する。スティグマのために、最も必要な人たちに対して適切なサービスや支援を提供することが困難になる。人々に、まるでその疾患のキャリアであるかのようにレッテルを張るということは、治療過程においてもまた有害である。疾患に罹患した人々は、たとえ同じ疾患であってもそれぞれに異なる。さらに疾患はまた、異なる人々には異なった形で現れる。治療が適切であるためには、個人に合わせた治療、疾患の性状に合わせた治療、そして、その疾患に罹患している個人のニーズに合った治療でなくてはならない。患者を、その病名で呼ぶことは、個人個人の相違を否定し、治療の質を下げ、社会復帰の機会を減らすことにつながってしまう。

これらの言葉は不条理でもある。私たちの多くは、ある疾患に罹患した際、良く耐えるかもしれないし、あまり耐えられないかもしれない。しかしそれでも、これらの疾患の多くは、たとえ重篤な場合であっても、私たちの個性や社会の一員としての地位を失わせることはない。肺炎に罹った人達が肺炎者と呼ばれ、咳で車をうまく運転できなくなるかもしれないからといって運転免許を取得できないとなったら騒動になるであろう。

病気を患うということは、それだけで、その本人にとっても介護する家族にとっても不幸な出来事である。彼らのアイデンティティを奪ってしまうことはケガをした人を馬鹿呼ばわりすることであり、病気をさらに悪化させ、最も基本的な人権の一つに反することになる。すなわち、「社会の一員であり、周囲の者を助けることを期待され、また苦しい時には支援を受けることができるという権利」である。

コンプライアンス

コンプライアンス（compliance）とは、願望・要請・命令に応じる行為であり、医学の世界においては、提示された治療方針に前向きに従う気持ちを描写するために用いられてきた。この言葉は、最近になって医学に持ち込まれた（あるいは好んで用いられるようになった）ものと思われる。一昔前の医師であれば、この言葉が用いられたり、医学研究において議論された記憶は無いと思う。いまや、治療が適用されなかった場合には適用された場合に比べて効果が乏しいという当たり前のことを表す言葉としてコンプライアンスという用語が治療に関する論文上では常套句となっている。もちろん、治療効果を評価する際には、薬剤が正しく服用された上で効果的であろうと思われる医療行為が行われたエビデンスが含まれなくてはならないことに議論の余地はない。

ではなぜ、そのような自明の事実が重要視されるのか？　なぜ今、医師も研究者もコンプライアンスについて議論しているのか？　以前は、薬を飲もうが飲むまいが気にしていなかったということなのか？　医師（doctor）という言葉は、ラテン語のdocere（教える）という言葉に由来する。医師は、自らを教師と見なし、何が最良の治療であるかを伝えるという教育者としての務めを果たした後は、患者が教示された方針に従って治療を進めるのか、他の医師の元に去っていくのか、治療についてのすべてを忘れるのか、あるいは自らの希望に従い治療方針を修正するのかといった決断を、患者自身に任せていたのかもしれない。あるいは、昔の患者は常に医師の指示に従ったのでコンプライアンスは問題とならなかったのであろうか？　あるいは、医師がコンプライアンスを強調するのは、治療が上手くいかなかったことへの驚きに加えて、その失敗を患者のせいにするための企てなのだろうか？　あるいは、患者が処方された薬をきちんと内服しているか医師が観察すべきであると気づかせるために製薬会社のさしがねでこの話題が持ち出されたのだろうか？

いずれにせよ、コンプライアンスという単語は、医師・患者関係における容認できない前提を表現したものである。医師と患者は、治療の過程においてパートナーであるべきである。パートナーというものは、お互いに話し合いながら行動を決めていくものである。つまり、適切な説明がなかったり、提案された活動の結果について話し合われなかったり、最良の道筋について同意なしに行われたりなどということは想定していない。時には、病気の影響で話し合い自体が困難なことがあり、そのような状況下では、治療その他の医療介入の枠組みとして定式化されたルールに従って治療を開始することが一般的である。しかしながら、たいていの場合、治療についての合意に達し、医師の命令によってではなく、医師と患者が共同で治療計画を立て、医師と患者の双方がその計画に従う（コンプライアンスを保つ）ことについての同意に至ることは可能である。

米国の英語辞書（The American Heritage Dictionary of the English Language）では，コンプライアンスという単語にはいくつかの定義がある。そのうちの一つに，「価値の無い不本意な同意（unworthy acquiescence）」というものがある。良い医療の必須条件は，決してこのような意味でのコンプライアンスではあってはならない。

参考文献

Lacoste, F. (1993). *Dictionnaire de Geopolitique*. Flammarion.

第三部　精神医学およびメンタルヘルスの実践論

第13章　精神医療現場のニーズ評価

公衆衛生の信条の一つは、ヘルスケアを計画し、合理的に構造化することである。適切な計画を作るための第一歩はニーズの評価である。これは、以前は疫学データを解釈することで行われていた。現在、有病率と罹患率の推定値が高い科学的価値を持っていることは（たとえば、疾患のリスクファクターの探索に役立つため）明らかになりつつあるが、ヘルスケアの計画を立てるには、他のいくつかのデータセットがなければ、これを活用できない。必要なデータセットには、患者や家族のヘルスケアに対するニーズ、問題解決のために予定される介入の効果と費用に関する情報、ヘルスケアが計画される地域での、社会経済的変化を含む変化の速度と特徴の査定、が含まれる。

人々の暮らしは日々複雑化している。以前は、ある精神・身体疾患に支援を提供するため必要な投資額を問われた場合、その疾患に罹患している人の数を答えれば良かった。そして適切なケアには治療者・治療薬・病床がどのくらい必要か、どう使うべきかを答えたであろう。現在でもこのように答えることは可能だが、それは正確な答えとは言えなくなってきている。

これにはいくつかの理由がある。第一に、患者・地域・政府がそれぞれに必要とするもののうち、一致するものはその一部分だけである。一例をあげると、政府は疾患を管理するために必要なコストの削減に興味を持っている。一方で、地域は社会の機能が正常に保たれることを重視する。患者や家族は治療前・治療中のいずれにおいても自分たちの生活の質が守られるかどうかに関心を寄せている。このため、三者間で折り合いをつけることが、ニーズの推定には必要不可欠となる。

第二に、平均値を使ってニーズ・効果・コストを計算することは誤解を生むことが次第に認識されるようになった。（統計学的に）平均的な市民像・平均的な治療への反応・平均的な効果といったものは、しばしば個々のケースには当てはまらない。健康であろうと病気であろうと人は一人一人それぞれ違うのである。人々は異なる文化に属し、異なる性格・異なる身体的特徴・異なる経歴を持つ。それらすべてが、それぞれに特有の病気としてとらえられることになる。病気がもたらした結果への対処も、その人に特有の方法をとるために、それぞれに異なった支援が必要となる。誰からの支援も欲しがらない人がいる一方で、疾患が与える障害や苦しみに対して一般に常識的と思われる以上の支援を欲しがる人もいる。保健医療サービスからの支援を望まない人もいる。自分の病気が、誰かの呪術的な影響力の結果だと信じているならば、伝統療法の提供者や悪魔払いの祈祷師・黒魔術師からの助けを望むかもしれない。

第三に、保健医療サービスを計画し、疾患を持つ人々へのケアを評価・提供する側が抱える問題がある。保健医療従事者自身のニーズも重要な位置を占めるべきだが、実際にはこれらは無視されている。たとえば保健医療従事者の子弟が十分な教育を受けられないとしたら、彼らはその勤務地を選ばないであろう。こうした理由により農村部におけるヘルスケア提供拠点の密度が高くならない国もある。こうした理由によって農村部では、その地域におけるケアを必要としている人たちの声やその利用率に影響を与えてしまう。

第四に長期計画には、曖昧で全体的な方向性とその目標だけをもりこむべきであるということが明らかになった。五カ年計画は精密で実務的であるべきであるという考えが東ヨーロッパ諸国で広まってきた。しかしこれらの国では計画通りに支援体制が発展することはなく、計画の作成・発表は、ただ政治的に利用されただけに終わってしまい実効性をもたなかった。こうした理由や、予測不能の政治的変化、計画と評価の過程で生じた方法論的問題、トレーニング不足による立案者たちの能力不足などといったその他の理由から、以前は標準的だった計画法は実はあまり有用ではないことがわかってきた。七〇年代末から八〇年代初めにかけて、多くの国々の政府内機関・保健省における計画部会・公衆衛生トレーニング・プログラムの中の計画コースなどが徐々に廃止された。

最近では、経済的要因による圧力すなわち政府や保険会社による支出削減の圧力や、質の高いケアを受けたいという市民の主張により、計画と評価という仕事が勢いを取り戻してきた。しかし、計画に関する新しい動きは、以下の三つの視点を含む新しい方式で行われるという点で過去の長期計画とは一線を画すものである。

（ⅰ）関連する支出のすべてを含めて総投資額を検討すべきであるという視点。総支出には単なるサービス開始費用、あるいは保健従事者の人件費だけでなく、患者の家族が患者を世話するのに費やす時間などといった、数字に表れにくい支出を含める。

（ⅱ）ヘルスケアの生産性の主要な指標は、実際に健康上の改善が得られたかどうかというアウトカムであるという視点。以前はヘルスケアの提供方法が改善されたかどうかが問われていた。

(iii) 医療へのニーズは変化し続けているという視点。現在では，ヘルスケア・サービスを定義するプロセスには四つの項目がある。(a) 保健サービスのニーズには地域の要望を取り入れるべきである。(b) 保健従事者の生活の質のニーズを評価し，取り組むべきである。(c) 保健サービスのニーズ評価では，効果的で倫理的な解決法が存在するかどうかを考慮すべきである。(d) 保健分野が取り組むべきかどうかは解決法がどれほど保健分野の能力と責任の範囲内にあるかによって決めるべきである。

これまでに述べてきた四つの理由を検討することで，いくつかの未解決問題がはっきりとしてくる。

誰のニーズを最優先すべきか？

患者の要望と家族の要望とは，必ずしも一致させる必要はない。前述したように，患者・家族・地域それぞれから望まれる支援がそれぞれ異なるため，保健サービスの計画立案は以前ほど注目されなくなってきた。ニーズを把握するときにはすべての関係者から意見を聞くことが必須であるという意見は，理論的には理に適っているように聞こえる。しかし難しいのは，その過程ですべての関係者に新しい行動様式を学んでもらう必要があるという点であろう。

要望は disease・illness・sickness のいずれと関連するのか？

英語には、病的状態をあらわす用語が三つも用意されている。disease は、病的状態の原因・経過・結果を表す用語である。illness は、病的状態の主観的な体験を示す用語である。sickness は、disease によって妨げられる個々人の社会的機能の低下を示す用語である。精神科医をはじめとするメンタルヘルス従事者は、臨床上、disease と illness の双方に、時には sickness にも対応しなければならない。これら三つの用語はさらに別の範囲を意味する場合がある（第3章参照）。平均的な価値観によって認識されている disease 以上に人々は病気であると感じることがある。その一方で disease 以下に感じる場合もある。sickness は病気の原因が見いだせず、本人に病識がない場合を示すのに使われることもある。

では、「真の」介入とは何だろう。disease への介入であろうか。それとも illness あるいは sickness への介入であろうか。それともこれら三つすべてが重なる領域にだけに対応するものであろうか。

効果的な介入とは何か？

医療が効果的で倫理的な介入を提供できるときに、問題はニーズへと変わる。したがって効果的な介入というものが何かを定義する必要が出てくる。現在では、介入の価値は科学的な調査の結果をもとに評価すべきであると認識され始めている。介入することだけですべてを解決することはできない。疾病とその影響のすべてに対処できる介入もあるが、一部しか扱うことができないこともある。介入法が異なれば、有効なのは疾病の異なる部分かもしれない。疾病による諸問題のそれぞれ別の部分への介入によって得られる効果がそれぞれ同等の意味を持つかどうかは疑問である。そしてその介入が誰の視点によるものであるかという問題もある。それは一般の人々なのか、疾病に影響を受けている人々なのかということを考慮する必要がある。また疾病の社会的影響を検討する専門家の助言を求める必要性があるかどうかも考えなければならない。長い間、精神科医は、症状をどれほど消退させ得るかという視点で介入を評価してきた。一方患者は、症状の改善が不完全であっても、副作用がより少ない治療法を好むこともある。多くの人々は、障害を減らし、他者への依存を減らし、社会全体への悪影響を消し去るように、既存の治療法を応用することを望んでいるかもしれない。

介入の責任を誰が負うべきかという議論においても混乱がある。医療従事者だけが持つ知識と能力が必要なのであれば問題は簡単である。しかし残念ながら、多くの疾病に関して実情は明らかでない。たとえば、認知症はまだ科学的に十分には解明されていない。だからと言って医療従事者は認知症患者が直面する諸問題に関わることを拒むことはできない。わからないことが多いとはいえ、家族は認知症の症状の一部である便失禁への対処を迫られる。医療従事者はオムツ自体に関する詳しい知識のみならず、オムツを嫌がる認知症の人にどのように使用してもらうかといった知識を提供すべきであろうか。これはある意味では褥瘡予防の一環と考えることもでき、医学上の妥当な関心事になりうるだろう。しかし別の意味では、オムツとその使用法についての指導に関しては医療以外の高齢者サービスが責任を負うべきであるともいえる。同じ理屈で考えれば、もし慢性的に幻覚妄想を持つ人が適切な住居を与えてもらうまで薬を飲まないといえば、住居を用意し資金を提供することが医療の責任であろうか。健康と教育、健康と育児支援、健康と住宅支援、健康と刑事訴訟、それぞれの間に引かれた境界線は個々のケースにおいてはしばしば曖昧であり、各事業の主要部分に最も多くの予算を集中させるためには、粘り強い交渉が必要となる。医学領域においては疾病対策事業がこれに該当し、広い視野に立って交渉にあたることが望ましいと考えられる。

責任の所在に関するもう一つの問題は、さらに奥深いものである。それは疾病を持つ人へのあらゆる医学的介入の正当性に関するものである。最近、この問題については混乱が生じている。公的資金の支出削減につながるため、疾病は治療すべきだと言われている。つまり理屈はこうである。数千ポンドをかけて疾病を治療することで、その人は疾病から解放され社会に長年経済的貢献ができるようになる。こうして投資額に見合った返済ができるというのである。もちろん、この論理には欠陥がある。疾病を抱えた人が仕事を見つけることができるかどうか、あるいは継続した社会貢献が可能かどうかは定かでない。この人が今後も疾病に罹患することなく、健康維持のためのさらなる公的援助は不要であり続けるという保証はない。また、この人が治療後に何年生きることができるのか、あるいは何年年金を受け取り続けるのかといったことすらわからない。

しかし、たとえ医療経済上の問題が無かったとしても、医療を提供するかどうかを大きな問題にすべきではない。もし莫大な資金が必要で、それは回収不能であったとしても、病気になった社会の一員のケアにあたることは倫理上の責務である。こうした考え方は重要である。なぜなら、ある人に医療を提供すべきかどうかを判断する業務を医療の領域から政治の領域に肩代わりしてもらうこともできるからである。医療従事者の職務は、健康を損なった社会の一員に対して最善の治療や支援を提供することである。この考えに基づいて政治機関は健康のために総額でどの程度の財源を支出するかを決めなければならない。

これらのことを念頭におきながら、医療へのニーズを次のように定義することができる。すなわち「健康問題を抱えている人々・家族・地域社会からなる集合体をさし、医療が対処可能な効果的な介入法を有する人々のことをいう。ここでいう効果的な介入法とは、明らかな改善効果を有するものであり、患者と治療者の双方に受けいれられている治療法のことをさしている」。

この定義によれば、治療に関するニーズを実際に評価することが可能となる。これは患者・家族・地域社会・医療機関の間で同盟を築こうとする精神から生まれるものである。このように定義することによって、器質的な原因のない疾患に対する支援は不要であるといったピットフォールを避けることができる。同様に、この定義を根拠に、保健当局の問題解決能力の有無にかかわらず、疫学的に推測された精神疾患の有病率と実際のニーズとを混同してしまうことを防ぐこともできる。この定義により、科学的評価の重要性を強調することができ、効果的な介入だけが実施されるようになる。また、この定義が示唆するものによれば、保健当局者には倫理的・科学的見地に立って治療的介入を適応すべきであるかどうかを判断する責任があり、最善の治療を行うために必要な社会資源を提供すべきでないと判断した場合には、その責任は政治の領域にゆだねられる。

第14章　精神神経障害はなぜ予防できないのか？

多くの場合，精神神経障害の一次予防は可能である。たとえば，若年女性におけるヨード欠乏症を治すことでかなりの程度クレチン病の発生を予防できる。

しかし，精神疾患の一次予防は，精神科の目標や責務として明確に記述されているわけではない。これは以下の理由による。予防的介入の多くは医療外のサービスであるが，もしそれらが公共医療サービスの責任によるものであるとすれば，その多くは従来の精神科領域には見られなかったものである。しかしながら，精神科は精神神経障害の一次予防を担う役割を放棄するべきではない。精神科医やその他のメンタルヘルス従事者は，予防的介入を擁護する役割を担い，一次予防研究の重要性を認め，多くの時間や労力を精神神経障害の一次予防教育に費やさなければならない。

10年以上も前に、世界保健機関（ＷＨＯ）の事務局長は、世界保健総会に精神神経障害の一次予防を可能とする政策文書を提出した。この文書では二次予防（精神疾患の治療）と三次予防（精神疾患に伴う障害を減弱すること）にも言及されているが、これらに重点を置いているわけではない。主に精神障害の一次予防が重点的に論じられている。世界保健総会は保健分野でも国際的に最も高い権威をもつ組織である。すべてのＷＨＯ加盟国の政府大臣や公式代表者が、この会議に出席し、国家間あるいは国際レベルでの政策計画を検討する。総会では、この政策文書の企画案が検討され、積極的に承認された。多くの代表者が演説を行い、決議案は満場一致で可決された。加盟国は事務局からなされた提言を実施するよう要請を受け、事務局長は三年以内に提言が世界的にどのように実施されたのか総会に報告することが求められた。

三年後、事務局長から提出された報告書によれば、全体的には見通しは明るかったが、ＷＨＯ加盟国における予防的介入に関する報告は少なかった。中には予防介入の準備に関して報告している国々もあった。地域や国家レベルでの会議が開かれ、多くの出版物が作られて、さまざまな状況での小規模な予防介入の研究結果がＷＨＯに提供された。しかし、全体的に見ると、精神神経障害の一次予防は世界的に精神衛生や公衆衛生に関する問題として顧みられることはなかった。

国家レベルにおいても努力の報われない事例があるようだ。たとえば、国の施策宣言文と同様に、実現可能だと思われる行政文書にも、実質的な変革をもたらす力は備わっていない。予防活動を実施すると表明した国においても、そうでない国においても、精神神経障害の一次予防の大きな可能性を秘めたまま、実際の施策は行われていない。

なぜそうなのか。以前と同様、最近の報告によれば、あらゆる国にとって、精神神経疾患は苦痛・障害・多大な経済的損失を引き起こす深刻な公衆衛生上の問題である。精神神経疾患の治療は、可能かつ効果的ではあるが、治療を広く実践するには、世界中のほとんどの国々において、依然として「夢や将来的な恩恵」の域を出ないもので

表1　精神神経障害の一次予防に寄与しうる介入例

1. 妊娠中は、喫煙・飲酒・その他の薬物を使用しないよう助言する系統的な対策
2. 少なくとも妊娠可能な女性に対して、ヨウ素剤を支援する活動
3. 感覚器の障害を持った子どもの早期発見と矯正（例：近視）
4. 中枢神経への負傷を予防すること（例：労務または交通事故）
5. 糖尿病患者に末梢神経障害の予防に関する教育をすること
6. 医療機関を初診した際の危機管理
7. デイケア施設の改善
8. メンタルヘルスに関連の法律を見直し（例：養子縁組や未成年労働に関する事項）

ある。一次予防手段を実施すれば、ヘルスケアの資源に乏しい国々においてさえも精神障害患者数を有意に減らしうるのに、現実には何も行われていない（Sartorius, 2001）。

表1に、WHO事務局長の報告文書に含まれている一次予防手段を示した。ここに示したもの以外にも多くの方法がある。

それ以来、非常に産業化した国々の中でも、多くの精神疾患の一次予防手段を発展させ実行してきた国はいくつかある。人口の一部分はカバーされていないまま、かなり不完全にしかなされてきていない国もあるが、少なくとも始まりは良かった。しかしながら、いくつかの場所や国々でも成功した計画が有用であるにもかかわらず、世界中のほとんどの国において、一次予防手段はわずかにしか普及しておらず、実質的には使用されていない。この原因には、いくつかの理由がある。最近、よく使われる理由は、精神神経疾患の予防に確実に効果をもたらすものはほとんどないので、予防的に社会資源を投入することは難しいというものがある。複数の疾患に関連するリスクファクターそのものを扱おうとするよりも、特定の状況を顕在化させることを予防することのほうが簡単である。現在利用可能ないくつかの手段（たとえば学校における早期予防介入など）にも難点があり、人的かつ物的投資に加えて、かなりの熟練が必要だからである。しかし、筆者の意見では、もっと重要な意見がある。

第一の理由として、最も一次的な予防介入を行うのは、社会部門であった保健部門ではない。精神・心理社会的問題（例：暴力）は、原因が単一ではなく、遺伝子ある

いはその他の脆弱性・環境的リスクファクター・個人の行い・生育歴（本人が好んで選択したものではない）の影響が複雑に絡み合った結果生じるものである。それゆえに、予防政策は、扱いが困難なさまざまなサービスを通じて同時に行われなければならない。初等・中等教育カリキュラムにおいて、健康教育および障害者への態度に関する教育を行うかどうか、また行うならば何時間程度行うべきかを決定するのは、教育省の役割である。精神疾患に罹患したことのある人々の雇用継続および雇用創出に関する法令を所管するのは、労働省の役割である。ソーシャルワーカーやそれに準じる職種が患者家族に提供しうる支援についての法令を適用する義務があるのは、社会福祉省の役割である。警察官が危機管理の教育を受けるかどうか検討するのは、内務省の役割である。事実、このような省庁や他の関連部署では、いくつかの法令を出しており、結果として精神障害の予防をもたらし、精神疾患により苦しめられる危険を減らしている。しかしながら、それらは自分たちがそうしてきたことに気づいておらず、自分たちの行為が精神疾患の罹患率に及ぼした効果には言及していない。さらに状況を悪くしていることには、多くの省庁が、自分たちの行為が思わぬ結果を招くことをほとんど危惧していない。たとえば、財務省が若者に対して独身のときに比べて高い税を結婚する者に課す傍らで、教育省や健康省は家族と同居することを推奨するといったことが見受けられる。

第二の理由として、たとえ一次予防活動が保健省の管轄だとしても、責任を持って実行するのはメンタルヘルス部門ではないということだろう。周産期医療が改善されれば、出生時の脳障害は減少するだろう。しかし、周産期医療は、母子保健部門の管轄となっている。食塩のヨード化は医薬食品局の管轄であろう。子どもの感覚障害のコントロールは、学校保健部門の責務であろう。一次予防（たとえば危機管理）に携わるスタッフの訓練は、プライマリヘルスケア部門の責務となろう。

第三の理由として、精神科医や他のメンタルヘルス従事者は、自分たちの権限の及ばない他の人の担当分野の案件に時間を割くこともなければ、興味を抱くこともないのである。精神疾患とその危険因子を理解している精神科医は、予防活動よりもメンタルヘルス・サービスの発展のための支援を求める傾向にある。精神疾患に最も関心のある精神科医でさえ、予防を優先事項にはしないので、保健分野の権威に予防活動の有用性を納得させることは至難の業である。予防が、心理学者のような他の専門家によってしばしば取り上げられるという事実もまた同様である。これらの精神科医以外のメンタルヘルス従事者は、この領域に精通はしていても、現場の医療チームや公衆衛生を扱う官庁ではそれほど信頼されていないという弱みがある。

第四の理由として、予防的介入自体に魅力がないということである。政府要人に食品の質や生産量を統制するよう手紙や提案を書き、食塩にヨードを付加するようさらにもう一度促すようなことは、神経画像のすばらしい世界や心臓移植・人間のゲノムの謎の解明には到底及ばない。さらに予防の仕事に携わってもすぐに報いられることはほとんどない。これらの介入の結果が出るのに時には一〇年、二〇年あるいは三〇年という時間が要求されるのである。それゆえ予防活動に従事しつづけようというモチベーションは、通常二次的なものである。たとえば、（通常は薄給ではあるが）安定収入があり、そこそこの楽しみを得ながら暮らしていくといった二次的なモチベーションであることがほとんどである。他のタイプの保健関連の仕事の魅力に比べれば、予防活動の魅力はそれほど高くない。救急医療における人命救助への感動的な関わり、あるいは開業医に見られる高額な収入など、成功報酬に特徴のある分野には、優秀でカリスマ性のある医学部卒業生たちを惹き付けるものがある。一方、予防分野に対する医学生の興味は削がれ、その分野の権威が予防活動を支援しようという意欲も削がれている。

第五の理由として、予防的介入が通常、比較的低い成功率となっていることが挙げられる。たとえば、ある予防的介入が、対象者の五％ないし一〇％の行動を変えるなどの良い結果を生み出すとする。これは、たとえば急性感染症における抗生物質の投与などの治療介入の効果と比べて、それほどすばらしい結果ではなく、それゆえ予防的介入は役に立たないものとして見なされ、廃止されるかもしれない。しかし、もし予防的介入が、すべての喫煙者の一〇％を禁煙させることに成功したならば、介入による実質的な効果は数十万から数百万人の人々が禁煙する効果に匹敵するだろう。このことは、単に多くの人命を救ったから重要だというのではない。以前は喫煙者だった人たちが少数者である非喫煙の輪に加わることで多数者となり、結果的に世論に圧力を与えて政府の禁煙への取り組みを強化することに貢献するだろう。このように、精神・心理社会的障害の一次予防の評価には、単純な治療介入を評価する場合に比べて、洗練された手法による評価が必要となる。予防的介入と治療介入の間の成功への評価のこのような違いは、保健分野の権威からも十分には認識されていないし、介入方法の選択の際にも意識されていない。

最後の理由としては、精神障害あるいは身体障害の発生に関連する行動が、膨大な国家予算につながっている。もし喫煙や飲酒・危険な行為に対する一次予防が成功すれば、タバコ税・アルコール産業での雇用創出、頭部外傷の原因となりうるスポーツカーの売り上げおよび課税など社会にとっての利益が消滅するかもしれない。こうした行動によって社会が長い目で見れば損をするとしても、こうした行動によってもたらされる目先の利益のために政府や企業が予防に労力を払おうという努力は挫けてしまう。

それでは、精神科医やその他のメンタルヘルス従事者は、精神神経障害の一次予防について何をすべきなのだろうか。腰掛けて嘆き悲しむべきなのだろうか。以下の四つの行動を実践することが賢明だと思われる。一つ目は、政府に対して専門家やアドバイザー、さらに市民として、一次予防対策の必要性を主張すること。二つ目は、精神神経障害の原因究明を推進すること。三つ目は、大学および大学院での精神医学教育において、精神科における一次予防の可能性や限界について説得力のある説明を行うこと。四つ目は、精神疾患の一次予防活動に携わる人々と協力し、支援すること。

参考文献

Sartorius, N. (2001). Primary prevention of mental disorders. pp.487-494. In Thornicroft, G. and Szmukler, G. (eds.) *Textbook of Community Psychiatry*. Oxford: Oxford University Press.

World Health Organization (1988). *Prevention of Mental, Neurological and Psychosocial Disorders*. Document WHO/MNH/EVA188.1. Geneva: WHO.

第15章　精神医学における七つの大罪

メンタルヘルスに関連した諸問題は規模が大きく、その問題点を効果的に管理する治療法が存在するにもかかわらず、一般的に精神医学は高い尊敬を勝ち得た学問分野とは認識されず、メンタルヘルス・プログラムに対する優先度は低いままである。この理由は精神疾患に付随する偏見、精神疾患に併存する諸問題、そしてごく最近まで精神疾患に対して効果的な治療法がなかったという事実などにより説明可能である。しかし精神医学の現状について精神科医自らが反省すべき点は多い。精神科医がこれまでの方法を変えない限り、今後もずっとメンタルヘルス・プログラムには困難がつきまとい、長期にわたり発展が妨げられてしまう。

世界中のほとんどの国で精神医学が他の医学領域と同等の医学分野であるとは認識されていない。精神科の臨床家はしばしば真の治療ができない、あたかも邪悪なことをしたがる偽医者だと見られている。精神疾患で苦しむ人々も助けを必要としている人とは見なされず、むしろただの弱虫や悪人や偽善者などと見られてしまう。彼らは精神疾患で苦しんでいる上に人権は尊重されず、受けている治療の多くは適正ではない。

この嘆かわしい状況には多くの理由がある。精神疾患そのものに付随する偏見、精神疾患の特徴やその対処法に対する一般社会や政策決定者の無知、旧態依然とした伝統や法律などが挙げられる。しかし精神医学もまたその責任の一端を担っている。精神医学の罪は、魂が天国に辿りつき無上の幸福に到達するのを妨げるカトリック教でいう七つの大罪、つまり強欲、傲慢、嫉妬、大食、色欲、怠惰、憤怒になぞらえて列挙することができる(1)。

強　欲

精神医学は、資金を持っていないので金銭的には欲深くなれない。世界中どこでも精神医学関連の資産は、精神科病院の建物とそれが建てられている土地くらいのものである。公衆衛生における精神医学の優先順位の低さと、精神医学のニーズに対する一般社会からの無理解のみが問題ではない。むしろ精神医学の知見、特に精神科医以外の人が使える精神医学的知識が乏しいことが問題なのである。一般開業医やその他の医療従事者に対する精神医学のトレーニングに、自らの時間をすすんで多く費やしている精神科医は依然としてほとんどいない。

医学生の卒前教育に精神医学の研修がない、もしくはそのカリキュラムにおいてたった一週間だけ精神科病院での臨床実習が行われるような国では、一般開業医に精神医学を教育指導することが特に重要なのである。そのような国々でも、当然ながら精神疾患の罹患率は他の国と変わらないのである。一般開業医や総合診療科を初診する人のうちで、心理的な問題を抱えている人の割合は高いことが知られている。しかしそのような国の精神科医やメンタルヘルスの専門家は、他の医学領域の専門家に対して精神医学を教育することをしばしば避ける傾向がある。精神疾患患者への臨床業務で手いっぱいであるというのが、その多くの理由である。精神科の臨床家がどれほど頑張ったとしても、患者数が多いため自国のほんの少しの精神疾患患者しか治療できないため、他の医学領域の専門家に精神医学を指導し精神科治療の役割を委譲するという論議は、公衆衛生従事者にとっては響きが良いが、多くの精神科の臨床家にその重要性はほとんど認識されない。

また、しばしば中身や構造上の欠陥がある大学の卒前教育カリキュラムを変えることに対して、精神科医の多くが真剣には取り組んでいない。大学のカリキュラムのほとんどの時間が最も重症な、しかし極めてまれな精神疾患について教えることに費やされている。学生講義は精神疾患の治療的介入法ではなく、疾患の定義に関する学問的知識を教えることを重視している。それら知識は学生が当惑するような方法で教授され、講義中の言葉は不明瞭で専門用語にあふれ、単純なことが複雑な方法で語られている。一般身体科を受診する精神疾患患者の頻度は高いが、そうした疾患に関する教育に割かれる時間は少ない。卒前教育に使われるほとんどの精神医学の教科書には、日常臨床に有用なことは何も書かれていない。患者がどのようにして自分の病気と付き合うべきなのかについてほとんど書かれておらず、どうすれば病気を持つ身内を手助けできるのかといった家族へのアドバイスについての記述は

（1）Febrega（Febrega 2000）の最近の文献においてもまた国際精神医学における七つの大罪を挙げている。しかしながら、本章で述べられているものはこれらはとまったく異なる問題について言及している。

ない。医学生は、教えられるような特殊な精神科治療法は自分にはできないとその時点で確信してしまい、それ以上精神医学を勉強することがない。

患者へ接する上での態度についての教育となると、状況はさらに深刻である。精神疾患に関連した偏見と差別を払拭するために、精神医学のみならず同様に他の分野でも講義時間の多くの割合を費やすことが大切でありながら、この教育目標達成のためには時間も努力もほとんど使われていない。たいていの場合精神科の臨床実習は、慢性期の精神疾患もしくは障害の残った患者の治療病棟で行われることが多い。供覧される患者はたいてい最も奇妙な症状がある。重症でない患者への面接技法の練習はおろそかにされてしまうのだ。

精神疾患に対する治療介入のために必要な臨床技法についてもほとんど教育がなされない。その技法を伝授できたとしても、医療従事者が精神疾患を治療できるようになったり、治療したいとは考えていないと、世界のほとんどの国の精神医学の教育者自らが信じ込んでしまっている。

医師が精神疾患を疑った場合、精神科専門医に紹介する以外のなすべきことについてのアドバイスはほとんどなされていない。長期にわたる維持療法について教えるとき、精神科医は多くの場合、患者が治療に積極的に取りくむように励ます方法や、在宅で精神疾患患者をケアする家族との協力を保持する方法といった重要な点についてほとんど教えていないのである。

精神科医はまた、精神医学的知識を同僚であるはずの他の医学分野の医師にあまり提供していない。新規向精神薬は、精神科医のコンサルテーションをあまり受けることなく多くの医師によって処方されており、身体疾患が併存する精神疾患を持つ人への精神科薬物療法について卒前教育ではほとんど時間が費やされない。心理的因子が免疫系に影響するというエビデンスは、まだ一般身体医学への橋渡しとして使われるというよりは精神医学にのみ限定されたものと考えられている。精神医学以外の医学分野では、たとえまだ十分に証明されていない場合でも、新しい知見と理論をさまざまな分野で議論することにより尊敬と医学教育での必要な地位を築いている。しかし精神医学における臨床医としての「隠し技」を少しだけ垣間見せるような教育方法そのものが、学問分野がとても複雑なために臨床実践や活動が分かりやすくはできないということを証明しているようなものなのである。

精神医学はこのようなありかたを改めて、その知見を吟味し、医学およびその他の分野の人々にも理解できる言葉で伝えていかなければならない。もう強欲でいてはならず、その知識は、医学界の人々に有用に使われる必要がある。科学全般の進歩に役立つことができるし、役立てるべきである。

傲慢

私はしばしば、なぜ傲慢が大罪に選ばれているのか疑問に思ってきた。なぜ成し遂げたことや業績、もしくは獲得した、あるいは生来の才能を誇りに思ってはいけないのだろうか？　画家が絵画を賞賛し、彫刻家が作ったばかりの彫像を見て喜ぶことにどのような問題があるのだろうか？　もしくは行政が南へ走る素晴らしい安全な道路を建設したことを堂々と発表してはいけないのだろうか？　なぜ外科医が心臓や肝臓、腎臓を移植できうる能力を誇りに思ってはいけないのだろうか？

傲慢はわれわれを盲目にさせるのである。私たちの欠点や、これから成すべきこと、そして成し遂げたことの不完全さに自分で気付くことを妨げるのである。自分で成し遂げた進歩を意識することはモチベーションを高めることにつながるが、一方で自分の成果を誇りに思うことは自己満足に陥らせてしまうこともある。この一世紀におよぶ期間に記載された多くの詳細な精神病理の業績があり、さらに臨床診断に関する特定の基準項目や分類が多数の学者から示された。精神科医はその達成に満足してしまい、現在の診断基準が単に作業仮説に過ぎないということは、ないがしろにされてしまっている。すなわち、もし十分な検査方法が開発されたなら、現行の診断法は否定される可能性すらあるのだ。精神疾患の診断に対して、包括的な操作的基準に従い分類を行っていくという診断体系が編み出されたというのは幻想であり、これは傲慢の一例である。ひとたび診断分類が作られると、その診断は生物学的な真理であるかのごとくに受け入れられていくのである。現時点で精神疾患を診断する上で、診断そのものがしばしばとても曖昧であるという認識が実はとても重要なのだが、傲慢のためこの重要性が顧みられなくなってしまうのである。いくつかの徴候を分類し、研究者のコンセンサスによってつくられた診断分類も、たちまち精神疾患の本質的な診断であると見なされてしまい、病因と治療効果の研究を実施する際にその診断基準が使われるべきであると考えられるようになったのである。こうした流れや診断分類に精神科医は満足してしまったのである。そして他者から現行の精神科診断に疑いを抱くような疑問を投げかけられても、その知見を受け入れることはなくなっていった。ある精神科診断を受けたすべての患者にとって薬の効果が得られなかった場合、診断分類の妥当性が疑われることはなく、その疾患に薬剤は効かないと判断されてしまう。政府は専門家の意見に従い、症状を軽減するために有効な物質を治療薬剤として承認するというルールに則ってきた。つまり特定の症候に対してある人には有効だが他の人には無効であるといった結果が得られた場合、政府はその薬剤を認可しないのである。

傲慢が人を盲目にさせることがあるということは真実となり得るが、それだけで傲慢が大罪に値するとまでは言えないかもしれない。相手が誰であろうと何を成し遂げていようと、傲慢は容易に尊大で他者への尊敬を欠いた誇大化された自尊心に基づく態度を生み出してしまうのである。多くの場面で知的な傲慢さが、精神医学の罪となっている。精神医学が一歩前進し、その達成に対して傲慢になるときは常に尊大さを招き、そのために精神医学は損害を被ってきた。そして精神科医は自己満足し、せっかくの他人からのアドバイスをしばしば軽視するようになってしまう。精神科病院は町の中心から離れたところにあり、医学部ないしは大学病院の精神科病棟は同じ敷地内でも他の医学分野とは離れたところにある。精神医学は身体医学と物理的にも距離をとってしまっているため、精神科医は他の分野の医療従事者からの深刻な批判を受けたり、精神医学の発見や成し遂げた成果の不完全性に気付く機会を自ら減じることにもなっている。その結果として傲慢が維持されるとも言えるのだ。

嫉妬

精神医学よりも他の医学分野の方が、医学教育カリキュラムにおいて多くの時間を割り当てられている。心臓外科教室は財政的には極めて恵まれている。このように、国の研究費配分は専門分野間において極めて不公平で、精神医学に比べ他の医学分野はとても多くの研究費を受け取っている。精神科とは異なり、身体医学領域では医師が高額な薬剤を処方することを許可されている。精神疾患に対する公衆衛生学上の本来の重要性にもかかわらず、精神医学への注目や支持は低い。こうしたことはたくさんあり、この事実に精神科医はしばしば不満を言う。しかし精神科医は、他の専門領域の業績や資金に強く嫉妬しているに過ぎない。

こうして実感されている不公平さや、その不満が正当かどうかが検討されることは稀である。何年にもわたり多くの国々において、精神医学は公衆衛生への貢献がない学問として認識されてきた。統合失調症や双極性障害、そして他の頻度の少ない精神疾患に注目が集中したことは、他の医学分野の人たちに精神疾患の発症が高頻度であることや、精神疾患に対する治療方法を医学生に教えることの必要性を納得させることには繋がらなかった。精神医学における最も重要な点は、こうした精神疾患であると見なされていたため、精神医学が医学全般の中で予防的介入を提案する機会を得ることなどはほとんどなかったのである。

精神科医がずっと不当に扱われ続けてきたことへの不満や、他の専門分野に対する嫉妬もあったが、そうしたことは他の専門分野の医師や政策決定者から共感を引き出すことはほとんどなかった。しかし、こうした不満がなぜ精神科医から出続けるかということについては検討がなされなかった。たとえば、その専門分野が持つ影響の大きさを強調するため、信頼できる数値で示しながら簡単に理解できるようにするといったプレゼンテーションを行うことは重要である。こうしたプレゼンテーションの技術を研鑽し駆使することの重要性などを含めて、他の医学分野がどのようにして発展してきたかということについての検討はなされてこなかった。むしろ精神科医は、不当に扱われているとか、おろそかにされているなどと不平を言い続けてきただけなのである。

こうした精神医学と他の医学分野との立場違いを比較してみることは興味深い。精神科医の立場では精神医学が不当に低く扱われていると認識されているが、精神医学以外の立場からは、この違いは公衆衛生学上の利点や優先順位の違いによるという認識でしかないのである。確かにこうした考え方そのものが、精神医学にとっては不利なのである。「私たちが直面している問題がいかに深刻であり、私たちにできることがたくさんあるということを見て下さい」と発言することは、「あなた方のほうがとても恵まれており、この不公平はずっと続くだろう」と嫉妬めいた発言をするよりも遥かにうまくいくのは当然であり、一般に多くの支持を勝ち得ることができる。

精神医学は他の医学分野の成功を賞賛すべきであるが、しかし同時に、身体医学は基礎科学の素晴らしい発展の上に成り立っている学問であることも明白にしておかなければならない。また同時に身体医学では、患者や一般市民に効果的、効率的で忍容できうる多くの実践的な予防・治療介入を通じて、自らの領域を発展させてきた経緯があることも明確に示しておくべきである。嫉妬によって、個人はもとより、専門分野そのものの価値を貶め、発展や進歩への歩みを妨げることは大罪となりうるのだ。

憤怒

Ora tument ira ――怒りにて口は腫れ、怒っている者は正しく話しをすることができなくなる。そして怒りによって、正しく考え、効率的に行い、分別のある行動をすることが困難となる。神々でさえも怒っている時は、判断を見誤り、悪とともに善も破壊し、因果や理由なしに多くを罰することがあるのだ。神話の世界では、神々は自分がなしたことを時々後悔し、そしてその後悔を口にするが、自らが引き起こした損害を修復することはほとんどない。

人間にとって、一番深刻な怒りの形態は戦争であり、敵と見なした者に対して、持続する怒りは危害や苦痛そして損失を与え、戦争が個人に与えた損害に対して顧みられることはほとんどない。明確な理由はないのだが、長い間、精神医学のあり方も戦争と同様であったと言える。精神医学内の学派は互いに争ってきた歴史がある。生物学的なアプローチで精神機能の解明を支持する信奉者たちは、精神力動的アプローチで精神医学に取り組むものたちを馬鹿にしてきたが、逆に後者はことあるごとに前者が推進する精神医学には「こころがない」と非難し続けてきた。精神医学の研究者たちは病院精神医学を二流学問と蔑み、精神科病院の医師たちは行政や大学の精神医学領域の指導者達をほとんど理解せず、賞賛することはなかった。社会精神医学は社会的因子の影響を誇張しただけでなく、他の精神医学分野を攻撃した。宗教戦争や宗派間抗争では自分たちの悟りとその探求のためには激しい他者への批判や攻撃を含むあらゆる手段を講じることもためらわないが、精神医学の争いはこうした紛争を思い起こさせる。このような異なる志向、異なる理論や実践志向の違いによって、他の医学分野では相互の憎悪がつのることはなかった。怒れる神々がそうであったように、精神医学の各学派は、自分たち以外が持っている知識や洞察についてはすべてを拒絶する傾向があるように思われた。そして他の学派の良いものも悪いものもすべて同じように激しく攻撃した。精神医学のすべての長所を受け入れてきた折衷主義であるという精神医学者たちでさえ、対立するグループ間の和睦を推し進めようとはしたがらなかった。

精神医学の発展における極めて重大な一歩は連携である。精神医学の専門家たちによる多くのまとまらない発言に対して、行政や精神医学以外の分野の医学会の人たちが耳を傾けたいと感じるとは到底思えない。認識論的に言って異なる手法を使って真実を探すことは意義深いが、精神医学が過去百年にわたって行ってきた手法のままでは危険でありかつ不利益である。精神医学が今後発展するためには、入手し得る知識と経験を最大限使って精神疾患の診断と治療方法に関するコンセンサス・ガイドラインを作成することが必要である。このようにして作られたガイドラインは、決していつまでも有効な訳ではない。知識の進歩とともに、すぐさまそれを見直す必要が生じるが、その改訂版を作成する時はまた専門家全体の合意を得なければならない。精神医学に携わる人同士の対立や不信は極めて無駄であり、今後の新しい知見とその知識の有効な適応に関する発展を妨げうる。

大　食

近世・中世の収容所は、貧しい者、病気の者、年老いた者、狂った者、無力な者、そして障害者を収容してきた。時とともに、老人ホームや治療を行うための病院や犯罪地下組織などへ収容者の一部は移っていった。しかし精神疾患や知的障害を抱えた者は、行き先がなかった。素朴な村人、羊飼い、家政婦などが一人増えたとしても、気づきもしないような地域のおおらかさが都市化によりなくなってしまい、そのことで彼らの社会参加の機会が縮小していったのである。都市化の発展とともに収容所の数は増加し、無秩序な行動をとる者、とても貧しい者、そしてどんな仕事でさえ就くのが難しいほど重度な障害がある者のために収容所の大部分が割り当てられるようになった。

やがて収容所は病気の者、または完全にもしくは部分的に回復したが行き先がどこにもない者たちを長期にわたり収容する精神科病院になった。行き場所のない慢性障害を持つ者の数は瞬く間に病人の数より増え、それは時には町ほどの大きさに達する規模になることもあった。ある時期のピルグリム州立病院は一万三千人の患者とそれとほぼ同数のスタッフ数を抱え、マニラやリオデジャネイロの精神科病院にはそれぞれ八千人以上の入院患者がいた。特にヨーロッパ諸国では、極貧者や貧困から生活保護を受給している者の入所が病院をさらに拡大させた。収容所の所長や精神病者の対応をしていた当時の医師たちは、収容者が収容されることになった理由については特に気にかけていなかった。しばしば彼らの入所は、餓死、危険、もしくは虐待から身を守る唯一の方法であった。当時、精神変調の重症度は精神科病院への入院の主たる理由でもなければ、入院の唯一の基準でもなかった。同様のことが未だに多くの発展途上国で起きている[2]。

収容に精神科医が関わっていた理由の説明として、こうした時代背景のほかに精神科病院が社会問題を扱う場所でもあると社会から期待されていたことが大きい。それに加えて、精神科医が自分が働く施設の大規模な病床削減に消極的であるということも、ある程度理由となろう。つまり、現存するすべての医療システムにおいて病床削減は同時に影響力と資金力の低下を意味するのである。二つ目の理由としては、精神医学の持ち合わせている知識では、貧しい者を裕福にすることはできないという事実がある。多くの場合には障害を持った貧しい者はきちんと経営された精神科病院にいるほうが、居住場所がないよりも良いことに疑いはない。また病床数が多く、そこに多くの患者や従業員がいると、病院の資産規模が大きくなることも事実なのである。

しかしながら、精神医学はこの競争で負けている。大食漢たちは多くの病床、資産、スタッフ、そして影響力を持ちたいと願い行動してきた。その結果、精神医学を他の医学分野とは異なったものにしてしまい、両者はさらにかけ離れることになってしまったのである。しかし、実際には精神科病院は社会問題を解決できない。精神科病院内での過密で貧しいケアは、たいてい一般市民や他の医学分野からの精神医学への尊敬をおとしめることにしかなっていないのだ。

もうひとつの大食の例は、以下のような大罪である。精神医学の知識がほとんど役に立たないさまざまな分野においても、多くの期待が集まっていることがあげられる。出会ったことすらない政治家の精神医学的なプロフィールを書くように依頼されたときに、精神医学の知識では何一つこの作業の妥当性を裏付けることができないにもかかわらず、精神科医は依頼を承諾してきたのである。依頼されることは精神科医の落ち度ではないが、不可能な依頼を承諾したことは落ち度となる。精神科医は研究したことのない、もしくはその方面の研究者として適格でないにもかかわらず、ある文化における儀式に関する心理学的な意義についての講演を依頼されたり、もしくは成り行きで話してしまったりすることがある。精神科医たちは「政治精神医学」として、国家の性格や戦争の理由やそれ以外のたくさんのことについて書いてしまっている。彼らが言う多くのことは、自らが信じている精神医学理論の道理をわきまえていて、あたかも調和しているかのように見える。しかしながら、これは学問の発展に寄与しないばかりか、精神医学が本来集中して発展させるべき分野でないものに力を入れることは精神医学そのものにはまったく役立たない。個人的な生活のすべての領域で権威を得たいと言う大食漢がいるのである。[3] 精神医学は能力も価値もない活動を行うことは避けねばならない。精神医学はこうした過程からさらに無駄を省き、本来のあるべき姿を明確にしていかねばならず、そうした行動は早ければ早いほど良いのだ。

色　欲

精神医学領域における精神疾患の原因探求は、遥か以前より一連の関連する機序が神経機能とその異常を一元的に説明しうるということに大きな希望がもたれ、またそのことが強調されてきた。しばらくの間、性的体験とその倒錯は心理学的異常の中心課題で、人間の心理発達において最も重要な要素であると考えられてきた。それ以前は、

---

(2) それほど遠くない昔、精神科病院への強制収容は刑罰として使われたり、政府の政策に賛同しない者たちを地域から隔離し、他の人と連絡を取ったり、メディアや彼らの仲間と交流を持つことを絶つための安全で有効な方法として使われた。このような形態での精神医学の乱用が現在も起こっているかどうかを述べるのは時として難しい。たとえば国家元首のような海外からの要人の来訪の際を例に挙げてみる。来訪者の国家元首がやじられたりするかわりに、子どもたちから熱狂的に迎えられるように、入院歴があり問題を起こす可能性がないとは言えない人を予防的に「入院」させることは少なくない。政治的な理由でない他の形の乱用もまたおそらく起こっているだろう。しかしながらここ数十年において、これらの事象はまれになっており、みつけるのが難しくなっている。

(3) これはメンタルヘルス・プログラムが、精神疾患の診断、予防、治療に限定しなければいけないといっているのではない。メンタルヘルス・プログラムは、幅広い方向を持つべきで、精神疾患の予防や管理の介入を扱う他に、一般的な健康や発達の心理社会的な側面を扱うにも必要である。しかしながらメンタルヘルス・プログラムは、多くの社会的領域や専門分野の知識やサポートによって成り立っており、精神医学はそのうちのひとつに過ぎないのである。

堕落と罪が精神疾患や犯罪性向の中心的要因と考えられてきた。またある時は、条件付けとそれに関連する過程が、原因に対するすべての疑問への答えを含んでいるメカニズムと考えられた。最近では、神経伝達物質を介した脳内受容体の障害が精神疾患の原因を説明するうえで重要と見なされている。こうした人間の精神とその機能の複雑な性質を理解しようという試みの一つ一つには利点があった。脳機能を説明する目的で提案された新しい知見としての機序は、巧妙な構成の美しさと少しの真実を含む価値があった。新しく提案し、種々の検証にどの程度耐え得るかということを探求する事には何の問題もない。問題なのは、新しい提案が真理探究の答えとして見なされるたびに、それは単にひとつの答えとしてではなく、また答えの一部でもなく、それが真実のすべてであると見なされてきたことにあるのだ。

性欲に基づく行動自体は色欲の罪ではなく、過度に耽ってしまうことが罪深いのだ。精神医学も説明理論に過度に耽ったという罪を犯してしまった。精神疾患に対する新たな原因論が注目された時は、常に他の方法論への道を閉ざしてしまうことで、おそらく有望で注目されている一つの説明に限ってしまうことが罪なのである。ソビエト連邦が存在していた頃の東ヨーロッパ諸国では、精神医学の教科書は明確に内容の指向性を説明した前置きをしなければならず、その内容はパブロフの見方を強化したものであった。「生物学指向」の雑誌では、数的なデータがない論文を発表するのは難しいのである。

精神分析学は、生産的で成熟した方法で精神問題を解決し、人格を再構築する方法としてもてはやされた。長きに渡り精神分析的手法への忠誠は、他の方法論による探索の進歩を妨げた。それは、国によっては今でも精神分析の考え方に反したり、精神分析学が正当とする道に沿わない治療を行ったりすることは、冒涜的な行為だと思われている。そうした言動は熟達者への恐ろしい反抗的な徴候として解釈され、その者のキャリアに不幸な結果が及ぶことすら少なくない。

他のどの医学分野よりもおそらく精神医学は、各々が自らの理論に過度に耽り、その他の有望と思われる理論を探求するのではなく、他を無視することによって、深く検討することを止めてしまったのである。広い視野による全般的な態度の方が良かったであろう。これからの時代の精神医学は、精神医学へのアプローチや各専門家が行う研究の方向性の違いを互いに認め、さらにそうした違いを喜べるようになれると期待される。

怠惰

怠惰はキリスト教の教えの中で他のどれよりも最も悪質な罪と考えられている。怠惰は野望、努力、自立の敵である。怠惰は個人、もしくはグループすべての機能を損なう罪である。多くの場合、怠惰は言い訳や謝罪に隠れてしまい、しばしばつつましやかな期待であるかのように表現される。しかし、それは次の活動をしない、もしくは無視するといったようなことになる。

精神医学の分野における発展はおそらく他のどの分野と比べても、専門家によって注がれる時間と労力に依存する。精神科医が改善するには責任のある人を説得するのに多くの時間を費やさなければならず、多くの精神科病院での状況はこの一〇年間は変わっていないか、もしくはただ悪くなっていないだけである。メンタルヘルス・プログラムの改革は、新しいプログラムとそれに対する精神科医の役割について、スタッフや家族、メディア、一般大衆を教育する意欲とその受け入れ体制とがともに不十分で、そしてその皆に我慢が足りなかったために失敗したと考えられる。多くの場合、精神医学専門家のエキスパートたちがその必要性を皆に説得することに失敗したため、医療分野の政策決定者は精神科患者に地域サービスを提供しなかったのである。経済的困窮、この分野へのスティグマ、そして同時に併存する多くの問題にかかわらず、とても貧しい国でさえ精神科医が長期に渡り一所懸命に行動すれば、精神医学のサービス、トレーニング、そして研究の質は改善したのだ。そして他にうまくいく方法はないように思われる。スタッフやリーダーらが怠惰に影響された場合、メンタルヘルス・サービスに予算の増額があったとしても短期間の効果しか得られないであろう。

しかしながら、精神医学の分野で仕事をするのにエネルギーを得ていくことは簡単なことではない。多くの要因が、野望を失わせ、人生とキャリアに関して失望させ、それが燃えつき症候群へと導くための過程として重合しているように思える。精神医学に対するスティグマがあり、最近までその治癒の可能性や病気に対する顕著で効果的な予防法を示す手段がなかった。

多くの場合、施設で改革を始めたり、地域プログラムを開発したりする時に利益が実際もしくは推定として減る可能性がある場合、強力なスタッフたちとの壮烈な争いが生じうる。病院の廃止は、時にその病院があった周辺地域に高い失業率を招くことがある。精神医学分野における改革は社会的介入を必要とすることが多く、それは地元だけでなく離れた地域においても政治的関心を目覚めさせたり、高めたりして、医療の変革が政治的対立へと変質してしまうこともある。メンタルヘルス・プログラムを学校へ導入する場合には、学校当局との長い交渉、訓練生と指導者における長い訓練過程、そしてプログラムへのたゆまぬ援助が必要である。これらの要因のために、精神医学とすべてのメンタルヘルスの専門家による最も危険な罪は、メンタルヘルス・プログラムへの労力と時間を費やすことに二の足を踏むこと、または拒むことである。すべてのメンタルヘルスの専門家による関わりと献身的努力をなくしては、近い将来あるいはずっと先の将来であったとしても精神医学が改善することはなさそうである。

結論と結び

精神医学は大きな歩みを始めた。しかし本質的に重要な罪や潜在的に存在する罪と戦い勝利することでしか、精神医学が社会的役割を十分に果たすことはできない。他の医療分野に携わる人たちにも十分に理解できるような方法へと、蓄積した知識と情報を改良しなければならない。なぜなら精神科医だけがいかにトレーニングを受けて診療に従事したとしても、医師だけでは精神疾患を取り巻く問題を解決することはできない。報道関係者や看護師、また患者の世話をする家族など多くの人々と協力して解決に当たらなければ達成されない問題だからであり、精神医学はその達成に慎重であるべきで、尊大さを控え、学べるものがある者から学び、患者からも学び、その人々に敬意を表さなければならない。精神医学が他の医療分野より劣っていると後悔するよりも、自ら築き上げていかねばならない。精神医学の理論や実践の重要な問題に関しては、皆で連携し、声を一つにして議論すべきであり、最後には意見を一致させなければならない。そして新たな科学の発達や実践によって、過去の合意に対して新たな適応が必要となった場合には再度検討を進めることが大切である。そうすることでさらに洗練され、厳密となり、不要な社会問題の責任をなくし、また人間の試みのすべての分野における権威者やリーダーとなりたいといった、精神科医としては不適切な野望を拒むことにもなる。革新を受け入れ、推進し、特定の理論や独断的な枠組みに捉われることを避けなければならない。そして精神医学は最後には、社会、科学そして人道的な役割を果たし続けるために多くのエネルギーを注がなければならない。休んだり自己満足に浸っている余裕はなく、精神医学、医学、そして人類の全般的な発展のためになすべき課題は余りすぎるほどあるのだ。

参考文献

Fabrega, J.J. (2000). Culture, spirituality and Psychiatry, *Current Opinion in psychiatry*. 13, 525-543.

第16章　ブリューゲルの『Everyman』——精神医学書の表紙絵をめぐって——

精神医学研究は多くの問題に直面している。いくつかの問題は、疾患自体ではなく症候群を記述することで診断分類を行ってきた精神科特有の曖昧さに起因している。このような精神医学の曖昧さが、精神科以外の医学分野との距離を生じさせることになり、結果的に精神疾患の研究を妨げている。さらには、疫学・社会学・生物学など他の研究分野と精神医学とのギャップが、精神機能を総合的に理解しようとする試みを一層困難にしている。近年の社会経済情勢は、たとえばＧ７（先進七カ国）の研究者が利用できる資金と、発展途上国および東欧の研究者が利用できる資金との間に格差が生じている問題と同様に、精神医学研究の資金問題にも悪影響をおよぼしている。研究の成果を統合し、個別に活動しているグループ間の交流を最低限確保する取り組みは、この状況を打開するのに役に立つであろう。

『Everyman』と呼ばれるブリューゲル作品の正式な題名は「Niemat en kent he selve（誰も自分自身のことをわかっていない）」である。この絵では「elck（すべての人という意）」と名付けられた人々が品物の山の中で物探しをしている様子が描かれている。実験機器・チェスボード・空っぽの鞄・中身の詰まった鞄・ラベルの有るもの・ラベルの無いもの、とさまざまな物がこの山にはある。この絵の右上の目につくところに、壁にかかった人物画が描かれている。この人物もまたEveryman（ありふれた人）の一人である。この人は仮面か頭部のようなものをじっと見ているが、やはりがらくたの山の前に立っている。また、ある者はランタンを手に別の場所で物探しをするため、はるか遠くに旅立とうとしている。

この絵の下部には次のような詩の一節が刻まれている——誰しも豊かになるために物探しに明け暮れつらい目にあっているが、一人としてその動機を省みる者はいない。ラテン語の添え書きにも同じことが述べられている。「己の利益に目がくらむ人ばかりが世の中にはあふれている。己の行いを省みて、己の欲する物に執着しない者は一人としていない。あちらこちらで奪いあう姿が目につくのはそのためだ。人はみな、所有欲からは逃れられない」（A・クレイン訳）

物事に悲観的な時勢であれば、ブリューゲルのこの作品を世界中の精神医学研究について書かれた書物の表紙画にと薦める人もいるであろう。精神医学研究に従事する多くの人々は、まるでこの絵の中の人物たちと同じように、他者との関わりを持つことなく研究に取り組んでいるように見える。足元を照らすランタンのような道具を持つ者もいれば、持たない者もいる。きっと何かが見つかるだろうという不確かな望みを抱きつつも、物探しに時間を費やす特権を有する者の多くはかなり年老いて見える。探している場所は広大であり、探している物はそこに無秩序に点在している。探し物がはっきりとは見えないこともある。

生物学および他の科学分野は、近年多くの新事実を発見してきた。しかし、それら一つひとつの関係性を紐解く統合理論を見出すまでには至っていない。精神障害の疾病分類が極めて根拠に乏しいという事実は、まったくプラスには働かない。病因が解明されること・臨床像が詳細に記述されていること・自然経過が判明していること・治療反応性が予見できること、という条件をみたすことで、「症状」は「疾患」として認識される。残念ながら、これらの条件を満たす精神及び行動の障害は無い。しかし、精神障害に関する診断と分類のための取り組みは、連綿と行われてきた。精神科領域における疾病分類との格闘の様子を、クロニンジャー（Cloninger）は「船腹に穴があき沈みつつある船の上部甲板で右往左往している人々」の比喩を用いて表現した。これは精神科医療の現状をよく表している。現行の症候群ごとの疾患分類が各精神疾患の本質を反映しているという確証はないが、精神医学研究は、疾患の原因を発見することを主たる目的として、同じ症候を呈する患者群の生物学的・心理学的状態を標的としている。末梢神経障害や失明に関する多方面の研究をもってしても、糖尿病を十分には語ることはできない。末梢神経障害・被刺激性亢進・網膜症・肥満など糖尿病を構成する諸症状の一つひとつは研究対象としては考えられていない。しかし、すべての症状が糖尿病に特徴的な代謝障害と関連しているからこそ、疫学および他の研究の対象となりうるのである。

長年におよぶ精神医学研究は、同じ症状を有する患者に関して、研究が進めば本質的には同一の病態生理学的特徴を有する疾患に罹患していることが判明するであろうという前提の下に進められてきた。しかし、精神疾患の概念自体に確たる根拠がないため、精神医学的知見の数々がどのように疫学や疾患の自然経過に関与するのか、あるいはそれらが確定診断の根拠となりうるのかを明確に述べることはできない。統合失調症が単一疾患なのか、それとも多くの疾患にも見られる症候群なのかさえ明らかではないため、統合失調症の原因を究明することは至難の業である。このような状況のもとに行われた研究結果は、解釈が困難である。ドーパミン代謝の変化は統合失調症本体によるものか、あるいは共通の症候群に付随したものなのか、あるいは、統合失調症の発症に関わる重要な病態の一部を示すものであるのかもしれない。

精神疾患の本質および分類における不確実性の問題が，基礎研究者と臨床医とのギャップを，そして異なる分野から集まった研究者同士のギャップをも広げている。疫学・生物学的精神医学もしくはその他の精神医学領域における研究テーマは，各領域の先行研究や第一人者らを念頭に選択される。その際，専門領域以外で実施されている研究の方向性については，ほとんど関心が払われていない。精神医学の各領域ならではの隠語や多彩な専門用語が，他の専門領域のみならず自らの領域においても研究内容の理解を妨げているという課題もある。異なる領域の研究者による共同研究は（仮に彼らが同じ部門や同じ施設に所属している場合であっても）極めて稀である。多くの場合，同じ施設に所属する研究者たちが手を取り合うのは，共通の部外者と戦う時に限られる。そうでもなければ，彼らは決して混じり合うことのない空間で仕事をし，偶然会ったにしても精神医学以外の雑談を交わす程度なのである。研究が高度に専門化され，研究範囲が絞られてくると，疾患や症候群に関する各領域の研究成果を一つの枠組みにまとめ上げることは，ますます難しくなる。

精神科の開業医は，精神医学の知識を深め，臨床観察の進歩に積極的にかかわらなくなってきている。今日，精神障害に関する知見の多くが臨床観察に基づいたものであるにもかかわらず，価値のないもののような扱いを受けている。精神状態の評価法の標準化は，特定の尺度について均質な群を作ることにおいては，大きな利点がある。一方で，その評価方法の作成者が重要と見なさなかった症状の把握が行われないというデメリットもある。操作的診断基準が拡がり，異なった調査方法で得られる結果の比較は増えているのだが，一方で診断基準に該当しない症状や徴候についての研究意欲は失われている。(1) 現在の診断基準では，多くの場合かつての精神科医がその知識に基づいて行っていた伝統的診断方法以上のものではないという事実は，往々にして忘れ去られている。疾患の本質的な境界であると信じられている診断基準をシステム化した結果，新たな症候群・症状・実験結果および疫学的データの間にある予期せぬつながりを見出す機会が減っている。

ごく最近までは、さまざまな国においてさまざまな方法で研究に対する資金提供が行われてきた。多くの場合には、先行文献の概説・目的と仮説の記載・採用方法の詳しい説明および研究成果が与える影響やその利用までの検討を含む詳細な応募書類が必要であった。一方で、研究資金は、医学校やヘルス・サイエンスに取り組む研究所に平等に分配されることもあった。ある国では、まず各部門の予算に見合う適当な研究資金を提供し、さらに多くの研究資金を希望する研究者には基金や提供者への応募を促すという、二つの制度を組み合わせていた。すべての研究資金が主要な研究機関もしくはその連携機関に提供される例もあったが、多くの国でそうした資金は有効利用されることなく、部門長がその他の用途に費やしてしまった。

これらの制度には長所と短所があった。申請書を作成せずに資金を得ることは、研究者の提案や研究計画を行う意欲を低下させることもあったであろう。そのようにして得た資金は、まったく使われることがなかったかもしれないし、研究に使われないこともあったかもしれない。なぜなら臨床業務は大変な重荷であり、部門長には他にも業務が多くあり（たとえば教育など）、さまざまな個人的理由もあるだろう。一方でこの制度には長所も多かった。研究者は資金獲得に力を注がずに研究を行うことができ、また資金を使い切ることができた。資金提供機関の意向ではなく、個々の研究者が、研究対象やテーマを選ぶこともできた。また、予期せぬ支出にも使うことができたし、

（1）診断と治療に関する操作的診断基準を正確に体系的に利用することは、公衆衛生上の政策決定に有用である。精神障害の全体像を明らかにする場合や、それぞれの地域で用いられている診断カテゴリーに当てはまらない臨床症状の記載を補完するための標準的な記載法を採用する多文化間研究を行う場合には、ほとんど役に立たない。

研究を推し進めるための出張に用いることも可能であった。

詳細な申請書に基づいて資金を提供することにも多くの利点があった。資金提供機関は、研究がどの方向に向かうかを把握できたし、申請書の質は、研究者がその分野に精通しているという保証にもなった。また、資金提供機関は同分野の専門家たちの査読(2)によって縁故主義や資金の偏りに対する非難を避けることができ、さらに研究に対し徐々に一定の方向付けをすることもできた。負の側面としては、あまりにも助成金に依存することで、研究そのものよりも資金獲得に多くの時間を費やすことが挙げられる。最も優れた科学者の中にさえ、資金獲得のために時間を割くため、自分の仕事を他人に委譲しなければならなかった者もいる。優れた申請書を作成する能力は、時に、研究を行う能力以上のものが要求される。資金が乏しくなれば、資金提供機関の指導的役割は、時にかなりの圧力となり、革新的な研究のための支援を得る機会を減少させた。

東欧諸国で近年起こっていることは、研究資金の獲得方法に新たな側面をもたらした。東欧諸国の研究者は、突如として、これまでのように研究資金を得る保証を失った。その部門の生産性に関係なく、国の資金が減ったか、あるいは底をついたからである。研究に対する他の公的資金も枯渇した。資金源は国外にあり、そこからの資金を利用する方法は次の二つであった。一つ目の資金獲得法は、東欧の研究者が、かつては敬遠されることの多かった多国間共同研究に参加するようになったことである。そうした研究の中には、特定の治療法に関心を示す製薬会社が組織・運営しているものもあった。また、東西協調についての政治的合意の一部としての研究や、米国や西欧先進国の研究者によって進められている研究もあった。東欧および中央ヨーロッパの研究者が、研究の初期段階から最後まで関与することは極めて稀であった。非常に遺憾で深刻な非倫理的事例として、豊かな国の研究者が、東欧で自国の厳しい倫理的基準を避けるために研究を行うこともあった。また、東欧や発展途上国における研究関連の人件費が、西欧や米国におけるものと比較して少額であるため、研究を低予算で進めることもできた（Sartorius, N.,

1988)。

二つ目の資金獲得法は、ＥＵ・各種財団・(西欧の) 政府機関などの基金から資金提供を得ることであった。このような基金への申請書作成には、非常に膨大な時間が費やされ、教えてくれる人もいなければ、作成できる人もいない特殊な作成技術が要求された。詳細な研究計画を前もって作成することは慣例ではなかったし、一見不必要な負担にも思われた。助成金の提供機関が提唱する優先事項に沿って研究を方向づけることは、学問の自由を制限しかねないと考えられた。困難の最たる例としては、申請書は外国語で (たいていは英語なのだが) 作成されなければならないというものがある。このことがさらなる大きな困難として立ちはだかり、しばしば申請書はうまく書き上がらずに失敗に終った。時が経つにつれて、東欧および中央ヨーロッパでの研究の質・量・独創性は低下していき、西欧へ、あるいは研究者以外の専門職へと、頭脳流出が増加した。この人的資源の喪失の結果は、この時点では予見しにくいことであったが、精神医学の発展に長期的にはマイナスの影響を与えることになるだろう。

あのブリューゲルの作品が研究書の表紙に採用されたならば、また別のメッセージを伝えることになるだろう。何を捜し求めているのかを明確に認識せずに探求のみを行っても実りは少ない。他の人間の営みと同様に真実や科学的発見の探求についても、利己的な動機が存在することを読者は思い浮かべるかもしれない。一方で、この絵を見る研究者たちは、自分自身に、あるいは他者の行動に対する寛容と忍耐に、そして恵まれない人々と多くのものを分かち合い・助け合う姿勢について多くのことを学ぶであろう、と版画の下部にある一篇の詩は暗示しているの

(2) このような方法は疑わしいものであってはならないとはいえ、何ら確証も補償もない。しかし、このシステムがうまく機能しているように見える国もある。

かもしれない。

参考文献

Sartorius, N. (1988). Cross-cultural and international collaboration in mental health research and action. Experience from the mental health programme of the World Health Organization. *Acta Psychiatrica Scandinavica*, 78, Suppl. 344. 71-74.

第17章　そして五者関係へ――新しい治療関係について――

これまでメンタルヘルスの諸問題は、具体的な助けがないまま取り残されてきた。やがて人々は宗教施設や伝統的治療者、そして家族に緩和や救済を求めるようになり、近年ではその解決を医療機関に求めるようになった。

現在では、さまざまな研究や報告を通して多くの情報が得られるようになり、良質の精神医療は医師のみによってもたらされるものではないことが明らかとなっている。良質の精神医療は、患者と治療にかかわる者たちが力を合わせることによって達成されるべきものなのである。近年では支援の担い手となる新しいパートナーたち（患者家族・自助グループ・医療と直接関わりのない行政機関・医療産業）も、メンタルヘルスの諸問題を見つめ直し、共に解決の糸口を探る人々と認識されるようになった。

『ブルーア故事熟語辞典』には、「5」は神秘的な数字とある。それは2と3の和であり、最初の偶数と奇数の和とも言い換えられる。1という数字あるいは唯一という言葉は神を表し、2という数字には多様性という意味が込められている。したがって、1と2を足した3という数字は、神と多様性を意味すると同時に、ありとあらゆる自然の力を象徴しているとされている。

私が偶然にこの一節を見つけたのは、南アフリカの広範囲にわたるメンタルヘルス・プログラムの実施に関する考察を紹介するための最善方法はないものかと模索していた時期のことであった。その内容は、不思議なことに私が述べたかったことの核心部分に合致していた。つまり私が強調したかったことは、「医師と患者」という二者関係を押し広げ、他のパートナーたちを仲間に入れて協力者にすることの必要性である。前述した数字の話の中にも不思議な関連性が見られた。「1」という数字が象徴するものは、職責において家父長的で、ときには神のような立場にもたとえられる医師の役割であり、「2」は精神疾患を負った人々の幅広い多様なあり方を表している。また「3」という数字は、患者の幅広い多様なあり方を医師が認識するという、精神医療の発展に欠くことのできない要素を象徴している。私は、「医師と患者」の関係に加わるべき他の重要なパートナーの必要性をとりわけ強調したかったのである。ここでいう他の重要なパートナーとは、患者家族・行政機関・医療産業の三者である。またそれぞれが平等な立場にあることを前提として、この三者に医師と患者が加われば「5」という数字になる。この五者関係は、これまでの医師と患者の二者関係、あるいはその二者関係に家族を加えた三者関係に取って代わる概念となるであろう(1)。

この五者関係への移行は、最近の時流の変化に伴い、その必要性を増している。その移行の過程では、五者間のパートナーシップが重要となってくる。また時流の変化と同様、他のさまざまな面においても変化があった。たとえば、医療倫理、人々の医療に対する期待、医師・患者・家族それぞれが持つ能力や機能の限界への認識、医療における責任の所在、治療的介入の目標とする達成基準などである。

その中でもとりわけ重大であったのは、おそらく医療倫理の変化であろう。この三〇年間にじわじわと忍び寄るように起こった変化の背景には、知識・科学技術の発展や、脱工業化社会における新しい価値観の浸透があったと考えられる。医学というものは、そもそも魅力的な活動としてはじめられた。開業医の数が増えはじめたのも、医学こそがわれわれの使命であると多くの医師が感じていたからである。うわべだけと受け取られることもあるかもしれないが、傷ついた人々に救いの手をさしのべたいという願いや、ヒポクラテスの誓いにあるような義務感は多くの医師にとって経済的・物質的に豊かになることよりもはるかに重要なことだった。また、架空の医師であるマーティン・アロウスミス医師や、実在したシュヴァイツァー医師は、ごく最近まで医学を志す者たちをいざなう模範的な存在であった。

医学の進歩と医療システムの目覚ましい発達によって、最高水準の知識と技術を結集して命を救う心臓移植や肝臓移植に見られるような高度専門医療という新しいパラダイムが徐々に創出されてきた。そして医学は今なお、新たな理想となりうる姿を追い求めている。米国のマネージドケアやそれと類似した他の国の医療システムは、医療を商売へと徐々に変貌させつつある。マネージドケア自体は許容できる範疇にあるかもしれないが、耐え難いのはその制度のために医療従事者がまるで商品を扱うかのように健康の売り込みに没頭してしまっていることである。医療従事者らは以前にも増して、経済的理由をもとに医学的判断を下すことを要求されており、それを受諾する姿

（1）本章での「患者と家族」という言葉には、患者や家族による自助グループや、精神障害者を支援するボランティア組織も含む。同様に、「医療従事者」という言葉にはＮＧＯ組織も含む。

勢も求められている。最善の治療（最新かつ最も信頼性のおける科学的知見に従ったもの）を施す代わりに、最も安価な薬剤を処方している。また彼らは、最善の医療を確保するために断固とした姿勢を貫く擁護者になることはなく（最善の医療を提供できない責任を政府に負わせるかたちで）、入手できる医療資源に合わせる姿勢でいる（そして医療への不適当な資源配分を政府に許している）。

医療が、天職意識を伴うものから専門職へ、また現在は商業行為へと変容しつつある中、医学がめざすべき優先順位が変化しているように見える。医師は、患者の命を救うこと・病気を治すこと・患者の苦痛を軽減することの順に職務を果たすべきで、その他のことは副次的なものに過ぎなかったはずなのだが、最近この順序に変化が起こりつつあるように思われる。生きるために力を尽くすことが患者の務めであるという考え方から、患者には死を選ぶ権利があるという考え方に変化している。また、患者の生命を救い、それを維持させることが医師の責務という考え方から、患者が人生においてしたいことを手助けすることが医師たちの務めであるという考え方に変化している。一部の先進国における合法的な安楽死や、ほとんどの医学的処置（救命に必要な場合も含む）において患者へのインフォームド・コンセントを強調することは、医師の社会的役割や医学界の構造に対し、やがて重大な影響をおよぼす変化の兆しとなろう。

他の変化も同様に重要であるが、特筆すべきは痛みの対処法の変化である。かつては、ある程度の苦痛は覚悟の範囲内とされ、医師と患者の双方がその必然性を受け入れていた。世界のほとんどの国で、齲歯を治療する際に歯科医が麻酔を施すことなど、想像のつかないことであった（いまだに多くの国の人々にとっては一般的なことでないのだが）。近年、疼痛コントロールはその重要性を増している。患者の痛みを緩和し、生活の質（ＱＯＬ）を向上させることは医療にとって欠くことのできない要素であるという認識は一般化しており、疼痛管理に関する教育や取り組みも奨励されている。また末期患者のためのホスピスやペインクリニックの数は増え続けており、「痛みのない病院」を設立する運動の支持者も増加している。世界保健機関（WHO）が二〇年前に「がんに苦しむ患者のための医療用麻薬（オピオイド系薬剤）を含めた多様な薬物による疼痛コントロール計画」を提唱した際、一部の医学専門家や各国政府当局は強い反対意見を唱えた［訳者注：一九八六年にはWHOが、がんの痛みからの解放を目指して「がん性疼痛緩和のガイドライン」を発表した］。しかし、現在の痛みの対処法に対する認識は当時と比べて大きく異なっている。

また、診断や治療で効力を発揮する新しい科学技術が出現したことも、医療倫理の変化に大きな影響を及ぼしている。精神科医療においても、新しい科学技術が用いられるようになった結果、患者が受けられる治療内容における貧富の差がひろがっている。こうした現象は先進国と発展途上国の両方で起こっており、それに伴って過去の歴史に類を見ない倫理的・政治的問題が生じてきた。最新の画像診断装置の使用は、正しい診断に大いに貢献するが、その装置一式の購入資金はザンビアほどの規模の一国におけるすべてのてんかん患者の治療費を合計した額に等しい。はたして途上国はそのような最新の装置を獲得すべきなのであろうか。医師は二通りの医療、すなわち一つは貧しい人々のための医療、そしてもう一つは裕福な人々のための医療があるという現実を受け入れるべきなのであろうか。また医学研究は財政的に余裕のある国に任せておけばよいのだろうか。それとも医療従事者は、異なる疾患に対する最適な治療法がそれぞれ何であるのか、統一見解を取りまとめる作業を最優先課題として掲げるべきなのであろうか（そうすれば新たな政治的枠組みを作る根拠が生まれ、行政機関は自由に使える財源をすべからく捻出することとなり、誰しもが最良の医療の恩恵に与かることであろう）。いずれにしても、前述の問題点やそれらと類似した問題に関して合意がないため、医学が果たすべき責務は徐々に明瞭でなくなってきており、医療従事者はかつてない曖昧な状況下での職務遂行を余儀なくされている。

医学に対する期待の変容もまた、医療倫理の変化に影響を及ぼしている。ここでいう期待には一般の人々からの期待だけでなく、医療従事者による期待も含まれる。数十年前には、医学の英知によってありとあらゆる病の特効薬がもたらされ、人類が伝染病を撲滅するのはもはや時間の問題であるといった過熱気味の期待感が渦巻いていた。しかし近年では、何をいつまでに達成するかというかなり現実的な（時には悲観的すぎる）見通しを立てる傾向にある。第二次世界大戦後、マラリアの根絶は全世界で達成されると思われていた。数十年後、人命を奪う天然痘という病気は根絶された。我々はその根絶状態が永久に続くことを切に願っている。それから間もなくして世界保健機関（ＷＨＯ）の総会は「すべての人々に健康を（Health For All by the Year 2000 and beyond）」イニシアティブを採択した。そして、この非常に高い目標を掲げることによって、世界の国々が早期実現を熱望していたプライマリヘルスケアを達成すべきであると宣言した[2]。

時が経つにつれ、非伝染性慢性疾患の罹患状況はその深刻度をいっそう増し、伝染性疾患においては治療抵抗性例の出現や、かつてない致死率の上昇など、予期していなかった事態が起こった。やがて、病気を根絶しようという取り組みは、病気や弱さと共に生きる術を人々に啓発する取り組みへと徐々に移行していった。統計値によると、多くの国で報告された平均余命の伸びは、障害のないまま生存できる年数の増加にかならずしも結びついておらず、医学における新発見の多くが医療費を押し上げたという事実も明らかになった。こうした展開により、医療従事者や特に公衆衛生当局にとって、科学技術の進歩以外の要素が必要だということが証明された[3]。公衆衛生によって、家族の役割・伝統医療の開業者たちの能力・宗教的信仰や哲学的な定位力・伝統的で各文化に特有な方法によって苦痛や悲しみに対処する必要性への理解などの要素が再評価されるようになった。他にあげられる要素についても程度の差はあるものの、それぞれが過去数十年にわたって軽視され続けてきたものばかりである。

このような状況の中、医療事業の計画や準備に携わる人々は、科学的探究の成果や医療従事者の経験に頼るばかりでなく、患者や患者家族の経験、あるいはさまざまなコミュニティで慢性疾患患者の看護に従事している人々の経験にも耳を傾けざるを得なくなってきた。医学知識のグローバル化が進むこの時代においては、こういった現場の生の声が欠点などを改め、良識を促す役割を担っているのだが、こうした役割を支持し、それを医療現場に導入しようとしている人々はある難題をかかえている。それは、精神科医も含む大多数の医療従事者がこうした取り組みに対し難色を示しているという実情である。その理由の一つとして、医療従事者にとって治療の対象はあくまでも患者の病気であり、患者の存在自体は医師が病気と格闘する戦いの場にほかならないといった医師患者関係の風潮が残っていることがあげられる。患者や患者家族から情報を得るためには多くの時間と労力を要することになるが、すでに激務を課せられている大多数の医師たちにはそうした業務をこなす余裕がないことも理由の一つである。さらに医師たちが、患者から病気以外の情報を得ることに対して気が進まないことにも理由がある。たとえば、診断を受けること自体を不名誉なことだと患者が感じる場合、結果的に彼らの病気以外の情報を得ていた精神科医はいわば不快な気分を味わうことにもなりかねない。そして、そのことによって診断や診療行為に支障をきたす可能性がでてくるのである。

---

(2)「すべての人々にとって、可能な限り最高の健康状態の維持が達成されなければならない」というWHOの目標を記憶しておくことは重要である．「可能な限り最高の」とは「ある状況下で最高の」という解釈を可能にする定義であり、現段階で達成されている。

(3) 発展途上国においても先進諸国においても、伝統的医療の担い手は非常に多い。一九八〇年代にフランスやその他の国々では、これら治療者と医師たちの数がほぼ同数とされていた。

病気の診断に対し、屈辱感や不快感を覚える患者や患者家族が以前より増えつつあることの背景には、病気に関する知識や情報を医療従事者より多く入手する可能性の増大があると考えられる。特に最近のインターネット普及率の増加やメディアから流れてくる情報によって、多くの人々が医学の進歩に関する情報を入手することが可能となった。実際に、医療従事者よりも大量の情報を入手できる人々も中にはいるであろう。そうした状況の中で——医学教育の先駆者たちはこのことを予見していたのだが——信頼に基づいた医師と患者とのより良い関係を築くことは難しくなっている。医師の多くは、病気について自分より詳しい患者（あるいは患者家族）に出会うことを好まないかもしれない。一方、患者の立場からすると、インターネットのウェブサイト上で得られる情報よりも担当医師の医学知識のほうが乏しいと思われる場合、その医師を信頼することが難しくなってくる。そのため多くの患者たちが一般開業医による受診を避け、はじめからトップクラスの専門医による受診が可能な方法を模索することになる。

精神医療における（実際にはあらゆる医療分野における）五者関係の考慮の必要性に影響を与えている五つ目の変化は、医療における責任の所在の移行である。過去何世紀にもわたり、健康問題解決の責任は、まずは患者と家族にあるということが常識的な考え方であった。やがて宗教的治療者や伝統的治療者がその責任を分担して請け負うこととなり、その後はコミュニティや社会全体の支援に頼るかたちで運営されはじめた医療機関がそれを請け負う傾向が高まった。そして二〇世紀なかばに著しい進歩を遂げたとされる医療制度のもとでは、医療における責任の大部分を各国の中央政府当局が請け負うかたちとなったのである。各国当局は、末端の医療機関が実施する予防活動や治療活動を監督し、資金調達等の手段で末端の活動を支援した。だが年月が経つにつれ、制度の多くの利点は失われてしまったように思われ、従来の流れに逆行する動きが始まった。地方分権化は、そもそも権限や財源を地方組織に委譲するための施策であり、活動拠点となる地域社会との連携を計ることを目的として各々の末端機関が創設された。しかし、地方分権化が医療制度にもたらしたものは責任の委譲のみで、権限や財源の委譲は期待はずれに終わり、このことは結果として医療サービスの質の低下を招いた。この責任の委譲はさらに続き、今度は「患者の世話をする」という最も主要な仕事が患者の家族（あるいは養子縁組による家族）・患者団体ひいては患者自身に舞い戻ってくるかたちとなった。地方分権化による医療サービスによって、患者のためになる改善が見られたとか、患者家族に特別な負担がかからなくなったという声が一方で聞かれるものの、多くの家族や患者たちは、以前の中央集権的な制度による医療環境と比較した場合、明らかに不利益を被っている。各国政府はこの責任の委譲を財政削減のためにやむをえない手段であると見なしている（その削減された分の負担は患者家族に重くのしかかり、目の前にいる患者の介護に必要な費用さえ圧迫しているのだが）。こうした制度の下では、重い苦労を背負った家族や自分の力だけで生活をしている患者たちが支援を受けられる機会はほとんどないし、支給する側も支援を渋ることが多い。責任の所在が中途半端な位置に停滞し次の行き場が定まっていないことは、現行の医療制度の特徴であると言える。

こういった現状であるからこそ、五者関係においては新しい協力関係だけでなく、五者間の協力関係の調整を計れるような、いくつかのルールが必要となってくる[4]。

（4）これらのルールが関係者全員に受け容れられると考えるのは困難である。なぜなら、生活および健康・資産が無駄になるのを避けることを全員が望んでいるかという問いに答えねばならないからである。ルールの中には、ハイジャックとの交渉や、互いに商取引をしながらも抗争を続ける組織のリーダーたちとの交渉において、存在価値のあることが明らかとなったルールがある。すなわち、五者関係にある者同士で敵対しているとか、（しばしば苦い経験として語り草になるのだが）他のメンバーからの好意を受取りたがらないからと言って、驚くことではないのである。

第一のルールは、それぞれの立場にいる人々が、互いの異なる目的や関心事について認め合うことである。その場合、それぞれがある程度の利益を得なければならない。「患者」はすぐに治療を受けたいと望んでおり、治療においては患者個人の尊厳が守られることを望み、要望に即した待遇を要求している。「患者家族」は生産的な暮らしと家族機能を維持し、自分たちに悪いうわさが立つことを避けたいと望んでいる。また少なくとも道徳的な観点から見て、自分たちが患者の生活や福祉に寄与していることを認めてほしいと思っている。「行政機関」は医療にまつわる不祥事を回避したいし、その他多くの施策に必要な財源確保のために可能な限り支出を減らしたいと考える。「医療産業」は利益を上げたい一方で、自分たちの行為が倫理に反しているとして告訴された場合の保護措置を要求している。仮に告訴を受けた場合、そのこと自体が悪い評判を呼び、さらに不当な起訴に持ち込まれかねないからである。「医療従事者」は、医療業務に専念することを要求しており、自分たちへ向けられるさまざまな疑いのまなざしから保護されたいと思っている。また、過度の労働負担を回避し労働に見合った報酬を望んでいる。このように、五者関係のそれぞれの立場が自分たちの要求を誇張して述べ、他者のやることに対しては無関心であろうとすることは周知の事実である。他の立場に対しては、的外れで時には行き過ぎた有害な言葉を浴びせる、といったような不道徳な振る舞いをすることもあり、加えてそれらの多くはいい加減な内容である。公平な協力関係を築くためには譲りあいが不可欠である。これから当事者関係となる可能性を秘めた他のパートナーと争うことによって時間と労力を無駄にした場合、結局すべての立場の人々がそれぞれの希望や要求を満たすことも、利益を得ることもできなくなる。

第二のルールは、すべてのパートナーがお互いに相手の立場を尊重することである。正当な要求や妥協的な解決方法についての交渉は、このルールを前提に議論を進行させなければ価値がなく、その永続性を保つこともできない。昨日まで敵対関係にあった立場の人々に敬意を払うことはかならずしも容易ではない。しかし、この相手を敬う気持ちは五者関係間で成果を収めるためには欠くことのできない要素であり、これから述べる第三のルールの受け入れを促す役割も担っている。第三のルールとは、すでに立証されているそれぞれのパートナーの機能や能力を、調和を保ちながらさまざまな現場に振り分けることである。「患者家族」と「患者」は、現在認められていない多くのことを行うことができるが、この点に関しては他のパートナーからの信頼を得る必要がある。「医療産業」は、医薬品の安定供給の管理をはじめ、医療機関への患者搬送や病院における病棟運営等の業務に関して、政府と医療従事者のどちらよりもうまく実行できる。「医療従事者」たちは、各局面で経済条件や管理条件を考慮しながらの職務を強いられることが多いにもかかわらず、十分な教育を受けた者ならば人道的・医学的・科学的原理に支えられるかたちで治療に専念することができる。「行政機関」は権限の範囲内で、病に苦しむ人々や病によって障害をもたらされた人々のケアに関わる保健部門以外からの人的資源や経済的資源を移動させることが可能である。五者関係間の交渉を和やかに進めるためのもう一つのルールは、関係者間の完全な意見の一致は通常不可能であるという認識をそれぞれがもつことである。実際に妥協案や部分的な解決案を念頭に置いて交渉をすすめることは重要である。たとえば、和平交渉の前段階で相手に完全武装解除を要求することは不可能であり、和平は、戦局が激化している最中でも討議され合意に達することもある。また、おそらく二つ以上の問題に同時に取り組むのは非常に困難なことであろう。たとえば、住宅供給の問題はすぐに解決できるかもしれないが、ある解決法を適用するためには、サービスを提供する組織の創設・障害年金の支給・あらゆる分野における差別からの保護などに関する包括的な同意が必要である。だが一見合理的で重要に見える良質なサービスの目標も多くの場合は、浪費的で近視眼的な戦略なのである。

相乗効果の探究も、五者関係を有効なものにする可能性を広げるもう一つのルールである。五者関係のそれぞれのグループには、他のパートナーたちと容易に共同で取り組めると思われる協議事項がいくつかある。まず相乗効果によって利益の得られる仕事から取りかかれば、五者関係のメンバー間に親密な交流が生まれることであろう。また、なんらかの目的を達成して成功を収めれば、パートナー間で互いに尊敬と信頼を得られるかもしれない。さらに、さまざまな共同作業の方法を試す場になりうる可能性もある。たとえば、各グループにおいて、広報担当に誰が適任かを確認することや、他のパートナーたちとのコラボレーションから得られるものがあるということを各グループの中心メンバーに納得させることもできるだろう。

パートナー間の共同作業だけでなく、各グループ内の活動においてもルールが必要となってくる。それは、それぞれのグループが独自の利益を追求する権利があることを互いに認め合うルール、および、関係者全員がそれぞれに受け持つ義務があることを認め合うというルールである。この二つのルールを掲げるからには、前述のとおり、各グループが受け持つ義務や得られた成果を公表することが必須であり、成果の質や達成度などをグループ内で共有することが容易でなければならない。実際の評価にあたっては、各グループが協力して達成度の調査を行い、各パートナーの権利が尊重されるかたちで行われるべきである。もし五者関係において互いに尊敬と信頼とが得られているならば、相互評価を行うための複雑な行政組織やインフラ等は不要であろう。

五者関係が存続するかどうかは、五者共通の目標を達成できるかどうかにかかっていることは明白である。共通の目標を評価する際には、五者関係のすべてのメンバーが共同してあたり、評価の過程で見出されたことがらを、軌道修正のためにいつでも用いることができるという合意が必要である。最後に、五者関係が真の成功を収めたときに、少なくとも期待される四つの反響を以下に述べてこの章を締めくくりたい。（i）関係者全員の生活の質（QOL）の改善、（ii）着手した対策の費用便益比の向上、（iii）すべてのパートナーの、および各パートナー内での社会的かつ経済的生産性の改善、（iv）真の市民社会実現に近づくための社会資本強化である。

第18章　イネーブリング——回復を支えること——

精神疾患をもつ人々のリハビリテーションの目標は、彼らに大きな影響を与える諸原則同様に変化し続けている。たとえば生活の質（ＱＯＬ）や社会資本への貢献といった考え方は、再雇用という従来の固定概念に取って代わろうとしている。将来的に、リハビリテーションは、もはや医療福祉サービス独自の業務ではなくなっていくと思われる。言い換えるならば、リハビリテーションは医療福祉サービスと精神障害患者・家族との共同事業にならねばならない。

「イネーブリング（enabling）」は精神疾患を経験した人が歩むプロセスの呼称として正しい用語とは言えないが、「リハビリテーション」という用語よりは適切であると私は思う。ある辞書（Thompson, 1995）では「リハビリテート（rehabilitate）」の意味を「主に、投獄されたり病気になったりした人々を訓練によって望ましい状態または普段の生活に戻すこと」と定義している。精神疾患をもつ人々の多くは、いわゆる「普通の生活」を発症前に経験していない。精神障害を経験した人の一部は彼らを支援するための多大な努力にもかかわらず一度も望ましい生活の再構築に至ることなく、多くの場合、普通の生活に戻ることもうまくいかない。これらのことから、今後のサービス目標は、病気を経験した人や障害をもつ人をただ援助するといった従来のものから、かれらが生活を主体的に構築し、障害を抱えていてもなお有意義に過ごせる環境を模索し、発展させるといったものに代わるであろう。精神症状の後に仕事を与えることは必ずしも十分なリハビリテーションではなく、実際には、リハビリテーションと言うよりも障害やハンディキャップの予防に近いのかもしれない。

しかし、問題は言葉に関することだけではない。現在世界では、五億もの人々が精神疾患で苦しんでいる。少なくともその四分の一が最も重症な精神神経疾患を持っており、現代における最高の治療を施したとしても、かなりの割合の人々が病気による障害を抱えることになる。少なくとも一億五千万の人々がこの群に入ると統計的に推測されている。

人的物的資源の不公平な分布（あるいはこの不平等が改善するまでの遅さ）から、治療を必要とする人々の大多数が近い将来、治療を受けることができなくなることは明らかである。多くの精神神経疾患の一次予防が既に可能であるにもかかわらず、それがなされないままとなっている。この状況を悪化させる要因として、精神神経疾患の発症頻度が今後増加することが挙げられる。この予測には多数の理由があり、その理由のいくつかは人口動態に関するものである。公衆衛生プログラムの成功によって子どもの死亡率が下がり、思春期や成人や老年期といった精神疾患の好発年齢の人口が増加する傾向にある。現在、発展途上国の人口の約半分が一五歳未満で、彼らが成人するに従い、統合失調症や感情障害、その他の成人に多い疾患が増えると考えられている。たとえこれらの障害の発生率に変化がなかったとしても、貧困にあえぐ国々での問題が減るわけではない。他の医療分野における発展もまた、精神神経疾患への負担を増やすことに寄与する要因となっている。たとえば脳外傷や脳腫瘍をもつ人の命を救う神経外科の成功は、精神や運動機能の障害を恒久的に持った生存者をつくることになる。精神神経疾患の罹患率増加の他の要因としては、医原性の精神神経障害や、脳に影響を与える新しい疾患の出現（エイズなど）や、貧困層・過重労働者・身体疾患患者といった人々に同時に影響を及ぼす多くの危険因子にさらされる人の数が増加していることがあげられる。

この世界は、精神疾患やそれに伴う障害をもつ人々が簡単に生き残れる場所ではなくなってきている。労働の複雑化により、教育歴や勤務経験が必要となっており、新卒で長期就労の経験が必要となってきている。労働者個人への要求が増え、その結果新しい形の機能障害を作り出している。たとえば、アフリカでは義務教育の導入により、それまで多少からかわれながらも適応していた精神発達に障害のある子どもたちが、学校の授業についていけないことを理由に精神遅滞と名付けられてしまう、といった問題が突然発生した国もある。病気によって仕事やその他の居場所から何年も遠ざかっていた人々は多くの場合戻ってもすぐに退去させられた。『リップ・ヴァン・ウィンクル（Rip van Winkle）』の寓話（訳者注：一九世紀アメリカの小説家ワシントン・アーヴィングによる短編小説。この物語はまさに「アメリカ版浦島太郎」と言うべきもので、「主人公にとってはいくらも経っていないのに、世間ではいつの間にか長い時が過ぎ去っていた」という基本的な筋の類似性から、「西洋浦島」とも呼ばれている）のように、彼らはすっかり変わってしまった場所に戻ることとなり、もはやそこがどこなのかがわからなくなってしまう。さらに悪いことに、そうした人々は一〇年前に専門性や社会的技術を持って社会で活発に活動していたが、年月が経つとそれらは時代遅れになってしまうのである。

同時に、精神疾患による障害を持つ人々にケアや質の高い生活を提供するだけの社会の許容量も減ってきている。家族の規模がより小さくなり、自ら家族の世話をするという重荷を背負うことを渋るようになってきている。この観点においてとりわけ重要なのは、病人・幼児・老人といった依存的で弱い立場にいる大部分の人々を世話している女性の社会的地位の著しい変化である。多くの女性が家庭の外で労働力として雇用されると、障害を持つ家族はケアを受けられなくなってしまうことになる。

家族内で女性が担っていた他の機能も影響を受けている。家庭内の文化的習慣や価値体系を子どもへ継承することも阻害されている。子どもの世話が職業的に雇われた世話係によってなされている国もある。その場合、多くは他の文化圏や、他の村の異なる生活体系をもつ家庭からやって来た家政婦などに預けられる。以前は学校が家族の役割を担ってくれるのではないかという望みがあったかもしれないが、教育部門における持続的な資源の枯渇、教師の給料の安さや疲弊の広がりが、その望みを打ち消してしまった。多く場合、思春期の子どもたちにとってメディアやテレビ、最近ではインターネットで得られた価値観が唯一のものであり、その社会における価値基準を遵守することなく社会生活に入ることとなる。そういった若者たちの多くは、障害をもつ人々を支援するのに必要な精神的、身体的段階に達しておらず、政府やその他の関連機関が、テレビ番組にありがちな奇跡のような方法で、支援を必要としている人々を援助することを期待している。そのような期待があるため、若者たちの障害者への支援活動に対する参加動機が弱まるのである。それに加え、こうした問題や他の諸問題に関する関連機関への失望は、若者の人生における価値観をさらに不確かなものにしている。こうして、すでに過度の負担を抱えている健康・社会・教育サービスの各分野では、メンタルヘルスケアに関する負担が増えている。

近年の、社会や個人が経済生産性に固執する傾向もまた状況を改善しない理由の一つである。精神疾患の既往がある人の多くは仕事がないままである。たとえ彼らが就職先を見つけたとしても、病気を持たない同僚と比べるとしばらくの間は生産性が低いであろう。精神疾患の治療や、回復後の支援サービスにも費用がかかる。職場での生産性が低い人々が、家族や共同体のメンバーのために働くことによって社会資本に大きく貢献し続けているという事実は忘れられているか、それほど重要ではないと見なされている。個人（もしくはコミュニティー）が役に立つかどうかの基準として生産性が採用され、社会資本増加の必要性がメンタルヘルスに悪影響を与えているという認識が低くなってきている状況は、遺憾だがこのまま続くであろう。

精神疾患のリハビリテーションのために創られたプログラムは再考され、根本的に別の形に再構築されなくてはならないことは明らかである。このことは、関わる人すべてが協力して実施しなくてはならず、そのためには医療福祉サービスとの協力だけではなく、精神疾患を持つ人やその家族、保健機関、そして全体の開発プログラムに責任を持つ人が関わる必要がある。このパラダイムの転換は必要不可欠であり、これを先延ばしにすることはわれわれの社会における倫理的水準や社会的生産性を衰えさせることになるであろう。

この転換のために適用されなければならない基本理念はいくつか知られているものもあれば、これからのものもある。それらは精神疾患患者のリハビリテーションにとってだけではなく、精神医療自体のリハビリテーションにとっても教訓としての意味がある。それらの理念は特に、リハビリテーション・サービスへの投資が増え始めている国で意味をなすわけだが、投資の予定がまったくない国においても精神疾患患者やその家族が病気や障害を克服するのを助けるため重要である。

第一に、リハビリテーションの目標として「精神疾患患者と最も身近な家族のＱＯＬ向上」を掲げなくてはならない。この観点からすると、雇用やコミュニティへの参加も重要かもしれないが、（これまでさまざまな目標がリハビリテーションの中心であると定義されてきたように）それらは副次的なものと見なされるべきである。また、最も身近な人々にとって、ある目標が全体的なＱＯＬ向上に寄与していると気づいたならば、それもリハビリテーションの目標に含めるべきである。

世界のほとんどの国では、「雇用」という概念は本来の意味をなさない。農業国では、家族あるいは一族といった者たちが自らの土地で働いているため、彼らには給料が支払われることもなければ、組合も契約も事故に遭った際の保険も高齢者年金もない。病気の時は、よほど素行が悪くない限りは、家族の中で保護され、長期間食事が与えられる。家族総出の仕事に参加していないことや、日ごろの振る舞いについて、とやかく言われることもほとんどない。一方、高度に技術的発展を遂げた国々では、すべての人を雇用する必要性も実現可能性も無いことが明らかとなりつつある。自分自身や家族の生活を維持するための十分な収入を得るために仕事を探しているのではなく、たとえば、誰かと出会いたい・ぜいたく品を買うためにお金を稼ぎたい・もっと自立した暮らしがしたいとう欲求を満たすために仕事を探す場合もある。多くの国ではパートタイムや一時雇用の数が増加する傾向にある。そうであるならば、なぜわれわれはフルタイムの雇用がリハビリテーションのゴールであるとか、成功の証であると主張しなければならないのであろうか。

求職や就労が、その人の価値の証であると未だに考えられている。たとえそれが失業手当や家事援助に伴う負担よりも少ない利益しか生み出さないとしても、である。社会的生産活動・奉仕活動・子どもの養育・創造的芸術的活動（活動自体の楽しみや少人数の仲間にだけ必要なもの）に加えて、その他われわれの社会と動物の社会とを区別しているさまざまな活動は、従来の仕事とは比べものにならないほど注目されず、また報酬も低いのである。二年前、カナダのある女性グループが「無報酬の仕事」についての小冊子を発行した。その内容は、母乳育児は重要な食糧生産工業であり、母乳育児をしている女性をカナダの労働力の一部として認識すべきであると政府に要求するものだった（Bellavance, 1999）。そのグループは、病人の看病や老人の介護は報酬が支払われない仕事であると明言し、それらの仕事の保障や承認について多くのまっとうな要求も行った。その数年前には、カナダの統計局が「無報酬の仕事」を換算するとＧＮＰの約四〇％になると試算している。一九九六年以降、「無報酬の仕事」はカナダの国立統計調査の対象となっている。正しい方向へ事態が進展している一方で、このことを聞いた多くの人々はあまり関心を示さないか、控えめに論じただけであった。

それでもなお、他の雇用と同様に少なくとも雇用保険の対象とするという意味において「無報酬の仕事」の価値を再認識すること、すなわちこのような考えを進展させ尊敬をもって接することを原則として受けとめることは、精神疾患や他の多くの同様の疾患で苦しんでいる人々のリハビリテーションにとって非常に重要なことである。無報酬の有益な活動に対する軽視や低い評価を改めることによって、障害を持つ人々を介護する仕事を認めることだけでなく、障害者自身が社会を支え、社会資本を増やすことに貢献している点を再認識することができる。

仕事に対する態度やそれに付随する法的措置の変化は、余暇に対する態度とも関係している。学校やメディアなど多くの人々は、余暇と仕事を、等価のものというよりは、まったく異なる価値を持つ正反対のものと見なしている。すべての人が子どもの頃から学ばされてきたことは、余暇は喜びであり働いて得なければならないものであること、そして仕事はきついものであるからこそ要領よく・短時間に・少ない労力でこなすものなのだといったことである。時間の過ごし方、すなわち余暇と仕事のバランスを整えることに関する系統だった教育はほとんどなされていない。家庭で花を生ける方法について述べた本はたくさんあるのに、職場で花を生ける方法について書かれたものはほとんどない。仕事のやり方についての教育は望ましいと考えられているが、余暇を過ごすための教育はほとんど罰当たりなものだと考えられている。学生が時間を有意義に使うべきであること・仕事をもっと好きになること・仕事に期待を持つこと・仕事は楽しいものであると気づかせることは、学校の役目ではない。学生が課外時間に個人的ないし社会的に価値あることを見出し、実行に移しても、それを学校が評価することはない。そして、病気のため仕事に就けなかったり仕事を失ったりしたときには、予定のない時間を無駄にすごし、長く続く病気によってしばしば失われてしまう自己効力感や自尊心を回復する機会を逸してしまう。

病気の回復過程における二つ目の重要な理念は、精神疾患によるハンディキャップを持つ人々のためのリハビリテーション（あるいはイネーブリング）を、その人々によるもの、その人々と共に行うものに置き換えていくことである。もしQOLが健康やリハビリサービスの成果の中心的な判定基準となるなら、ミーティングの記録にある興味深い観察結果などよりも、むしろ当事者の意見のほうがリハビリテーションのプロセス（計画・実施・評価）における判断基準とならなくてはならない。患者と介護者の意見を確実に取り入れ、本格的に考慮することは容易でない。そのためには、医療者と患者家族双方の姿勢および期待に変化が求められる。さまざまな決定を行うディスカッションのための準備や、患者・家族・医療福祉担当者の共通言語を学ぶ大変なプロセスも欠かすことはできない。リハビリテーション過程に係わる各々が独自の話し方をするが、同じグループ内ではよく理解されても、多くの場合、その他のグループには理解されていない。全員が理解できる言葉を話す努力をしなかったら、決定事項の多くは誤解を孕んだままの同意になるだろうし、実行の際に、誤解・疑念・偏見を生むだろう。

すべての人が同じ言葉を話せば、ある程度互いを信用するようになり、学ばなければならないことの方向性が変わるだろう。共通言語を学ぶことによって、行政担当者や医療スタッフ・患者・家族がそれぞれの力量と可能性を知ることになり、財政的支援を改善するための行動につながるだろうし、サービスをより有益で皆にとって価値あるものにするであろう。

現時点では残念ながら、共に働くということを学ぶプロセスはしばしば避けられている。患者・家族による組織は多くの場合、彼ら自身や、せいぜい小規模の友人グループを代表するのみで、患者全体の代表になることはない。患者・家族による組織の多くは一〇人から一〇〇人の単位で構成されるものだが、関係している人々の総数は数十万にもおよぶ。患者団体の事務局員は、政府を説得するための言葉によく精通している。達成できていない要望も中にはあるが、彼らはそうした言葉を使って所属団体の要望を達成している。たとえば、精神疾患を持つ人々の雇用を創出するように要望することは尊重されるものである。障害を抱えた人々に劇場の無料券を配ることは彼らの単調でつまらない生活を明るくするかもしれないが、そのための財源を確保する要望はほとんど受け入れられた試しがない。

「イネーブリング」の過程の根底にあるべき三つ目の理念は、障害を持った人たちはそれぞれに異なっており、ニーズも異なっているため、リハビリテーションのプロセスもその異なるニーズに応え、さまざまな人々に対応することが可能なように作り上げられなければならないことである。

社会復帰やリハビリテーションというものは、障害を持つ人々が以前所属していたコミュニティや職場に戻ることを必ずしも意図すべきものではない。また患者が、自らの出身地である小さな共同体の中で期待されている振舞いをすることも目標とすべきでない。同じ病気である人が同じように回復の過程をたどることを期待すべきでないし、リハビリテーションの責任者（あるいは政府の精神医療関係者）の思惑通りに治療計画が進むことを期待すべきではない。リハビリテーションのプロセスは柔軟であるべきで、障害[1]を抱える人々のニーズに合わせるべきである。リハビリテーションに関わるスタッフは、個別のルールを設けたり環境調整をしたりして、それぞれの患者

(1) WHOによって導入された用語に従うと、機能障害（impairment）とは生体の組織あるいは機能の損傷による障害、能力障害（disability）とは個人的・社会的役割の喪失、ハンディキャップ（handicap）とは能力障害により社会的に不利な立場にたたされることである。

ごとに異なる事情に寛容でなければならない。異なる事情に応じて寛容であることを推進するのは、市民社会におけるその他の活動にも有益となろう。さらには、人々がそれぞれの生活に応じた社会復帰のあり方を可能にすることが最も重要である。

リハビリテーションに組み込むべき四つ目の理念は、自明のことのように思われる。障害を持つ人々の障害の程度は経時的に変化するので、彼らを援助するプログラムには、彼らの障害の変化に応じて関係法規および種々の介入を柔軟に変更する要素が求められる。世界の平均余命は伸びており、障害者の平均余命の伸びは特に顕著である。このことは、今すぐには解決策の見当たらない新しい問題を生み出している。ある障害を持った人が成人期や高齢になって必要なものは、彼が青年期に必要だったこととは大きく異なるのである。

健康・社会サービスはこれらの変化にゆっくりとしか気づくことができていない。公衆衛生の指導者たちはいまだに、精神疾患はコミュニティの中でコミュニティによってケアされるべきだと主張している。だが世界中で社会的な変化が起こっているため、この主張は多くの場合的外れである。家族の構造や役割の変化に加え、政府が把握できていないコミュニティ構造の変化もある。「コミュニティケアの理論」が作られたとき、「コミュニティ」という用語は、同じ地理的エリアで生活し、互いを知っており、日々の生活の中で互いに助け合う準備ができているような人々の集団のことを指していた。二〇二五年までには、世界人口の五分の四が都市部に住むと予測されているが、今までのようなコミュニティはそれほど多く残っていないだろう。多くの人々はしばらくの間、最近街へ来た移民が集まるスラム街や、時には都市の古い市街地に滞在する。その他の人々は行政が決めた地域に住むが、近くに住んでいるにもかかわらず、互いの共通点はほとんどない。都市住民がお互いに助け合う相手は、アパートや住宅の並ぶ区域の外に、あるいは同じ町内の離れた場所に、ときには職場やインターネット上にしかいない。もはやサービスを地理的に規定することはできない。したがって、他の方法でコミュニティを定義し直さなければならない。たとえば、相互信用や相互援助をモノサシにして再定義を試みるべきである。精神障害者のリハビリテーションにとって、こうしたコミュニティの構造の変化は特に重要な影響がある。コミュニティ内の障害者に対する長期的ケアについての従来の考え方には、根本的な改定が必要だという事実を行政に気づかせることは急務である。

これらの理念を受け入れることによって、サービスの構造や役割が変化することになり、リハビリテーションに係わる人たちと地域で普通に社会経済活動を行っている人々との距離は徐々に縮まるであろう。当面の課題は、リハビリテーションを既に受けている人々とこれから受ける人々の役割や立場を明確にすることである。また、役割や立場の変化によって、それぞれの立ち位置・タイミング・パートナーシップの点で、彼らにできることが変わってくる。そのことが、彼ら自身の有益性と重要性を増すのである。

参考文献

Thompson, D. (1995). *The Concise Oxford Dictionary of Current English*, 9th edn. Oxford; Clarendon Press.

Bellavance J-D. (1999). Breast-feeding should be included in GNP. *National Post*, 15 June, p.1.

第19章　発展途上国における精神医学

先進諸国と比較して、発展途上国は文化的伝統・宗教的伝統・国の規模や豊かさ・地理的な位置・歴史において非常に異なっている。しかし類似点もあり、その一つは各国の開発課題の中でメンタルヘルス・プログラムの優先度が低いことである。この理由の一つは、精神疾患に罹患している人々が家族やコミュニティから支援を受けているため、メンタルヘルス問題の重要性と深刻度がわかりにくくなっていることである。また、メンタルヘルスが軽視されている原因には、非工業国の人々は他の多くの問題を同時に抱えていることが挙げられる。

近年の、社会経済的構造の変化・家族構成の縮小化・人口増加・多くの保健問題の解決あるいは効果的な治療の可能性によりメンタルヘルス問題の重要性と深刻度が前景化した。それゆえメンタルヘルス問題に対処する適切な戦略を検討することが不可欠となり、さもなければ社会の経済的発展全体を減速させてしまうことになる。

はじめに

一般的には、ある国が「発展途上国」と呼ばれるかどうかは、多くの基準によって決まる。これらの基準は一見単純に見える。すなわち、低い個人所得・不十分なコミュニケーション・システム（人・物資・情報の効率的な輸送）・人命の無駄な損失（たとえば高い幼児死亡率）や有病率の高さを示す保健指標・人々の低い教育水準などが挙げられる。これらすべての基準に当てはまるか多くの基準を満たせば、その国は発展が遅れているという合意に達することは容易である。もし多くの指標によって、その国が非常に困難な状況にあることを示しているのであれば、その国は「最も発展の遅れている国」というカテゴリーに属することになる。現在のところ、約四〇カ国が後者のカテゴリーに属しているが、こうした国々の人口は比較的少なく、合計しても世界あるいは発展途上国の全人口のわずかを占めるのみである。ヨーロッパ・アメリカ合衆国・カナダ・オーストラリア・ニュージーランド・日本以外の国々を一つのカテゴリー内に位置づけることはあまり容易なことではなく、国際連合は近年、このグループをさらに二つのカテゴリー（急速に発展している国と発展途上国）に細分化し、他のヨーロッパ諸国と区別される特徴を有していることを理由に東欧諸国を別のカテゴリーに位置づけることを提案した。

しかしこの一見都合のよい、世界を発展途上国と先進国とに分ける区分は、十分な吟味に耐えうるものとはいえない。第一に、先進国と呼ばれる多くの国にも、あらゆる点で発展途上国と似ている地域（もしくは人口集団）がある。第二に、多くの発展途上国の中にも、平均的な先進国と比較しても遜色のないほど高い生活水準に達した地域（もしくは人口集団）がある。第三に、発展途上国の中には、いくつかの面で、たとえば衛生基準では遅れをとっている国もあるが、他の基準に関しては、たとえば一人あたりの所得ではいくつかの先進国のそれに迫るか、あるいは上回る場合もある。第四に、国というものは絶え間なく変化し続けており、今日先進国と呼ばれている国でも明日にはほとんどの点で発展途上国に近づくことがあるし、またその逆もありうる。第五に、経済発展が人間存在の最終目標である必要性はなく、もし世界が経済以外の基準、たとえば、人々の寛容さや非攻撃性や持ちつ持たれつの関係性などの観点から分類されるとなると、先進国と発展途上国という国の分類を改める必要が生じると考えられる。

これらすべてを考慮すると、世界を少数の厳密なカテゴリーに類別することをやめ、小さな集団（たとえ集団に一カ国しか該当しなくても）にグループ分けするかわりに、それぞれの国が文化・経済・知性・情緒の面で豊かな伝統を持っていること、それぞれに独自性があるということを認識することの方が賢明にみえる。多くの特徴を用いてそれぞれの国を説明することは可能であり、望ましいであろう。多少の手間ひまを要するかもしれないが、グループ分けが必要であるならば、グループ内の国々においても違いがあり、世界のほとんどの国には先進地域と発展途上地域・現代的な部分と伝統的な部分・品のある部分とない部分が、モザイクのように分布していることを心に留めて分類する必要がある。このような違いがどの程度存在するかどうかは、時代によっても、国によって異なるであろう。

医学も科学も、こうした状況を反映している。非常に貧しい国々でも、卓越したクオリティを持つ研究やサービスを実践している機関、たとえばメキシコシティーの精神医学研究所には、十分な資金が集まっている。その一方で、先進諸国においても、保健医療の質が低い地域、たとえばスラム街や僻地といった地域では、眼前の好ましくない光景を政府の資源不足のせいだけにはできないのである。このような二つの事実はさらに状況を悪化させている。

一つの国の中にも、また国と国との間にも相違点が存在するため、発展途上国におけるメンタルヘルス・プログラムを包括的に記述することが難しい理由の一つになっている。二つの理由から詳細な記述は困難である。一つ目は、多くの発展途上国おいて、メンタルヘルス状況に関する適切な研究が不足していること。二つ目は、ほとんどの発展途上国で、急速な社会文化的・経済的変化が起こっていることである。

問題点

以下の四つの問題が発展途上国の精神医学を取り巻いている。

(i) 人々や社会がメンタルヘルスを軽視していること。
(ii) 精神・神経系疾患の有病率が高いこと。
(iii) さまざまな健康保健・開発プロジェクトにおいて心理社会的視点が軽視されていること。
(iv) 資源が慢性的に不足していること。

メンタルヘルスを軽視していること

メンタルヘルスに対する人々や社会の価値判断は、メンタルヘルス・プログラムの開発において決定的な重要性を持つ。メンタルヘルスに対する価値が低い場合は、メンタルヘルス・プログラムの開始や維持が不可能とはいえないものの難しい。メンタルヘルスへの価値観が低いと、一般保健プログラム内でのメンタルヘルス活動の優先順位は低くなり、精神医学領域に優秀な大学院生を集めることが困難となったり、仮にメンタルヘルス活動やキャンペーンがあったとしても市民の参加が少なかったり、メンタルヘルス・プログラムを強化する機会が活かされない状態が続くことになる。メンタルヘルスの価値判断が低いことは、個人のレベルでは違法薬物を使用して自らの心や体の健康を危険にさらしたり、子どものメンタルヘルスの育成を放棄したり、とさまざまな面における影響となって現れる。ほとんどの発展途上国では、国民のメンタルヘルスは重要視されておらず、どちらかといえば、物質的な豊かさから性的魅力に至るまでのさまざまなことよりも価値が低いと見なされている。国によって状況は異なり、また国内でも集団ごとに評価は異なるのだが、概してメンタルヘルスを優先事項に位置づけている国はほとんどない。

これには多くの理由があるかもしれないが、おそらくはメンタルヘルスと精神疾患の定義の曖昧さは理由の一つであろう。メンタルヘルスは、健康の一つの要素（もう一方の要素は身体の健康である）にすぎず、この用語は、気分の良い状態で精神疾患がなく精神が正常に機能している状態をさし、さらには落ち着いていて、適切な対処能力を有し、精神のバランスを保っている状態を表すために用いられている。この概念の曖昧さが、メンタルヘルスを保健サービス・プログラムの対象とすることを困難にしており、メンタルヘルスの向上を促進するはずの教育プログラムの目的を不明瞭なものにしている。このことは、メンタルヘルスの価値を一段と低いものにしている。この用語の定義が曖昧であるがゆえに、神学からマーケティングに至るまでのさまざまな分野や団体が、それぞれの都合にあわせてメンタルヘルスの定義を作り出し、それを普及させる余地を与えている。国民の多くは、さまざまな定義の中から都合の良いものを一つか二つ選び出す（あるいは彼ら独自のものを作り出す）だけで、メンタルヘルスに関して何らかの行動を起こすべきであるという積極性を持つことはない。

メンタルヘルスの優先順位が低いもう一つの理由には、健康な状態と精神疾患を有する状態との境界が不明瞭であることがあげられる。産業国では、奇抜さ・憑依状態・怠惰・風変わりな性格・芸術的な創造性・イデオロギー的な独自性・その他多数の心理・行動形態と精神疾患との境界は、ある程度明確となっている。それは医療専門家の努力の成果でもあるが、（保険が適用される）医学的状態と（保険が適用されない）非医学的状態とを区別する保険システムからの圧力によるところも大きい。

発展途上国では、これら二つの圧力はいずれも機能しない。多くの場合、メンタルヘルス領域のケアワーカー数は少なく、他国の知見に基づいて作成された疾患分類に固執する傾向がある。もしどの分類にも当てはまらなければ、曖昧でありきたりな用語（「精神病状態」など）が用いられる。保険システムはごくわずかな割合の人しか保護せず、正確な定義はこのシステムにとって重要ではなく、関心が払われることも少ない。

異なる国との間でも、統合失調症のような重篤な精神障害の発病率の類似性についてはもはや疑う余地はない。一方、異なる社会文化の状況下で、発病率と有病率が異なっていると思われる他の心理的な病気もある。そのような病態のほとんどが、精神障害の主要な分類法（たとえば国際疾病分類ＩＣＤなど）によって分類可能だが、中には分類不能なものもあり、こうした病気を患う人々は伝統的治療者と現代の医師の両方に助けを求めることになる。そのような障害が起きる地域においては、精神疾患のイメージが、こうした発病率の違いと「文化に特異的な疾患」により形づくられてしまう。精神医学は病気の正体がはっきりしない医学の一領域であり、治療の対象は「本物の」病気ではないため、精神科医は本物の医師というよりもスピリチュアルな助言者（あるいは伝統的治療者）により近い存在であるという考え方が助長されることになる（これに対して、心血管系疾患に文化特異性は見られない。このような「本物の」非伝染性疾患は場所に関係なく、同じ治療に対して同じような反応をすると考えられている）。

それぞれの文化に特有の方法で精神疾患の問題点が記述されてきたことと、独自の用語を用いて説明を行う影響力のある臨床医が数多く存在することによって、精神障害の境界と概念とは一層曖昧なものになった。これには良い面と悪い面とがあり、良い面としては、多くの場合、そのような曖昧な境界によって、精神疾患だからという理由で受診を拒否されたり、偏見の目にさらされたりする可能性が低いということが挙げられる。その一方で、治療可能な精神疾患を持つ人が、患者や家族が十分に負担できる範囲の費用で提供される正規のサービスに支援を求めに来なくなるという悪い面もある。

特に不利な状況の地域では、本来は治療可能な病気であるにもかかわらず、政府が保健サービスや高度医療のための資金を提供しないので、精神疾患を治療可能な病気として捉えることをあきらめ、人として避けることのできない状態として受容すべきだと主張する人もいるかもしれない。このような主張には限界がある。なぜならば、知らないことを理由にすれば、変革の可能性を損なう共犯者にもなり、社会経済的要求を嫌う反動勢力の協力者にもなりうるため、これはまったく非倫理的な主張であるともいえる。これは、各国の健康サービスの状況にかかわらず、疾病予防や疾病に伴う問題を人々が積極的に関与することで解決しうる状況において、特に非倫理的であるといえる。精神医学は、貧困や乏しい保健サービスの状況下にあっても多くのことが成され得る活動領域なのだが、残念なことに現状ではほとんど成し遂げられていないのである。

今なおメンタルヘルスの優先順位が低いもう一つの理由は、非常に長い間、精神障害に対する有効な医学的治療法がなかったという事実である。勝利に勝利を重ね、その実践において革命的な進歩を実らせ、広く知らしめてきた他の医学領域に対して、精神医学は依然として良い結果が得られておらず、医学的に説得力の乏しい治療法を多く用いている。中には、精神機能に関する限定的な知識からみて論理にかなった革新的な治療もあるが、一方では、未だに医学というよりも民間療法や宗教的な儀式に近いものもある。精神医学が確固とした科学的根拠を持たず、非効率的であり、そのため精神疾患や精神障害による社会的に許容しがたい行動を管理する目的以外のいかなる支援も与えられるべきでない、という印象は多くの国々に広まっている。しかし、発展途上国では、医学の効率化が常に求められ、現行の医療システムで自由に使える財源が減っているので、精神医学はさらに優先順位の下位へと追いやられてしまっている。支援不足は、メンタルヘルスのケア施設の質を劣化させ、精神医学研修の質を低下させた。さらに、医学生の目には、精神医学よりも他の医学領域の方が有益で興味深く見え、魅力的に映った。

発展途上国における精神障害の発生頻度

発展途上国では、産業国ほど精神障害の発生頻度が高くないという認識は、最近まで精神科医や他の医療専門家の間に普及していた。この認識の元になるさまざまな理由として、発展途上国を特徴づけると考えられている、すなわち、生活にゆとりがあること、高度に組織化された産業国でみられるようなストレスがないこと、安定かつ強固な家族関係があること、きれいな空気と人口添加物を含まない食物が手に入ることなどが挙げられた。発生頻度の違いについて、ある精神障害に関しては生理学的な差異で説明がなされた。たとえば、カロザー（Carothers, J.C., 1947, 1953）はアフリカ人がうつ病にならないとしていたが、こうした考えは、偏見や社会階層に広く受け入れられていた認識と関係していた。プリンス（Prince, R., 1967）は、アフリカ諸国におけるうつ病の発生頻度に関する論文を考察し、以下のように報告した。一九六〇年代前半までは、アフリカ人患者が他の国の人々と同じ頻度でうつ病性障害になると述べている論文はほとんどなく、大多数の論文ではその正反対のことが述べられていた。アフリカ諸国が独立した後にその見解は改められ、うつ病性障害はアフリカ以外の国の人々と同じ頻度でアフリカ人にも見られると後年報告された。政治的独立の前後における医師による患者の診断（あるいは患者自身による疾患の理解）の変化に関連しているとプリンスらは考察した。かつて植民地時代には支配者層や特権階級のためだけに用いられてきた診断基準は、誰にでも用いられるようになった。

精神疾患の発病率が先進国と発展途上国で異なるという神話は、次第に薄れはじめた。ストレスは、すべての文化的生活環境（都市部にも農村部にも）に存在し、精神障害は産業開発の水準にかかわらずありふれたものであることが明らかになり、こうした認識が受け入れられるようになった（Leighton et al., 1963 ; Sethi et al.,

1972)。世界保健機関（WHO）によりコーディネートされた一連の研究（統合失調症の国際パイロットスタディWHO, 1975b・重篤な精神障害の決定要因についての研究 Jablensky et al., 1992・さまざまな国におけるうつ病研究 Sartorius, 1983）において、精神障害の発生頻度に差があると指摘されていたようであるが、実際には方法論の違いによって発生率に差が生じていた。

国によって精神疾患の発生率に違いはないようだが、精神疾患の有病率に差があっても驚くには値しないだろう。この差は、多くの発展途上国で精神疾患に罹患した人々の生存率が低いこと、あるいは幾度も報告されているように、先進国よりも発展途上国の方が精神疾患からの回復の見込みがあるケースが多いこと（WHO, 1979）が原因かもしれない。発展途上国で行われた重篤な精神疾患に関連する疫学研究の中には疾患の有病率の低さが示されているものもあるが（Cooper & Sartorius, 1996）、先進国の研究結果と発展途上国の研究結果の間の差異の程度は、同じ先進国内で実施された複数の研究結果から得られた差異の程度と変わらないという事実に留意すべきである。臨床的に症候群である統合失調症などの発生頻度の違いも、文化特異的な疾患と同じように説明されてきたが、全体的に見ると、異なった文化圏における精神疾患の発生頻度の差異は、その類似性ほどには明らかにされておらず、特に重篤な精神疾患の場合にそうである。アルコールや薬物の乱用パターンの違い（たとえばイスラム圏と他の国において）などは、おそらくは経済発展レベル以外のことが理由（たとえば宗教）である最たる例であろう。

精神的・神経学的諸問題を検討する際に、発展途上国で目にする「妊婦への貧弱なケア・頻発する感染症・乏しい栄養状態」などに伴う早発性および晩発性脳障害によってもたらされる疾病負担を考慮すれば、発展途上国では精神疾患の発生頻度が低いなどといった「幸せな未開人神話」のようなものにはまったく根拠がないことが明らかとなろう。たとえば、ヨード欠乏症と関連した精神発達遅滞は、発展途上国の多くの地域では依然として高い頻度で生じている。高熱による短期急性精神病状態・脳性マラリア・脳炎もまた発展途上国において高い頻度で見られるが、多くの場合、報告されることはない。視力不良などの感覚障害の治療や矯正が散発的にしか行われなかったり、皆無だったりする発展途上国では、軽度の認知障害の割合が高いと思われる。医療機関への一回あたりの受診では、たった一つの疾患のみが記録される傾向（通常は身体疾患）にあるため、あまりにも頻繁な精神障害と身体障害の併存は、残念ながら精神疾患に罹患した人の実数を曖昧にしている。

過去四〇年の間に多くの国で起こった「精神医学と神経学の分離」は、多くの場合に有益であったが、発展途上国における精神医学（または神経学）の重要性の評価と、メンタルヘルス・プログラムが優先させるべき事項の決定に関しては不利益もあった。統合失調症・躁うつ病・種々の神経症状態などの「機能的」精神病は精神医学の領域で、精神発達遅滞・学習障害・行動障害など多くの中枢神経損傷は神経学者や他の専門家の領域であるという考え方がある。（ただし、多くの場合、このような専門家は発展途上国には存在しない）。この考え方が、保健システム当局の目に映る精神医学と神経学の問題の重要性を貶め、精神医学と神経学が一つの医学領域としてまとまっていたならば、優先順位の格下げは避けられたであろう。「精神医学と神経学の分離」による二つ目の具体的かつネガティブな影響は、精神医学が病理学的な基盤を持たない医学領域として認識されてしまったことにより、他の医学領域と同様の敬意（あるいは資金）が与えられるべきではないと見なされてしまったことである。

発展途上国の多くの保健政策決定者にとって、一般医療におけるメンタルヘルス問題の頻発は意外なことだった。研究に研究を重ねた結果、発展途上国でプライマリケア・サービスを受けている人の一〇〜二〇％が、さまざまな程度の心理的問題を有していることが明らかになった。例を挙げると、セネガルの農村地域では（かならずしも一般医療保健従事者によって認識されていなかったが）受診した五四五人の子どもの一七％、また九三三人の成人の一六％が精神医学的問題を抱えていた。他のアフリカ諸国でも状況は類似していた（German, 1987; Ndetei & Muhangi, 1979 参照）。他の発展途上国でも同様の知見が報告されており、インド南部では「患者の一〇％が心理的問題を主訴に受診する」と一般開業医が推測しており（Gauram et al., 1980）、多くの他の研究（Sartorius, 1990）と同様に、多数の研究機関が参加し、ＷＨＯによってまとめられた研究結果からもこの知見は追認された（Sartorius & Harding, 1983; Harding et al., 1983a, b）。近年の研究でも、状況は変わっておらず、メンタルヘルス問題は一般医療の負担の大きな部分を占めている（Üstün & Sartorius, 1995）。

精神疾患の有病率の上昇が続くことを確信させるもっともな理由がある。それは人口学上の変化と平均余命の長期化で、これによりさまざまな精神疾患のリスクにさらされる人の数が増加すると思われる。もちろん、生活環境と保健サービスの向上は、現在の発展途上国でも多くみられる、幼児期の外傷・栄養不良・他の疾患による予防可能な神経学的精神医学的問題を減少させることであろう。だが、脳損傷による精神障害および神経障害の発生率減少と、生存率上昇のどちらが早いかを予測するのは容易ではない。

精神障害の有病率の上昇が見込まれるもう一つの理由は、うつ病などの精神障害を伴いやすい慢性身体疾患患者の生存率の上昇である。ある疾患に対する医療ケアの向上と生命予後の改善には、他の疾患や問題のリスク増加という代価が必要であるという見解（Gruenberg, 1977）は、かつて真実とされたが、残念なことに、今後も真実であり続けるかもしれない。仮に精神疾患の発生率が横這い、ないし、減少しても、精神疾患患者の平均寿命がのびた結果として、精神障害の有病率の上昇につながる。

発展途上国の産業化に伴って広がる汚染が、精神疾患の発病率の上昇などの精神神経学的な影響を及ぼすかどうかを予見することも困難であるが、それよりも可能性が高いのは、発展途上国において高い頻度で起こる人為的な事故によって引き起こされる精神疾患患者の増加である。実例として、一九六七年から一九九一年の間に災害に遭った約三〇〇万人中、その九五％以上がアジアやアフリカの発展途上国で生活をしていた（Desjarlais et al., 1995）。

精神疾患を伴う可能性のあるいくつかの伝染性疾患は、保健医療や健康教育の向上とともに減少するかもしれないが、メンタルヘルスに影響を与える他の疾患が生じ、その後何年にも渡って治療が困難となる可能性もある。もしこのようなことが起きた場合、発展途上国では、新たに生じた危機を迎え撃つための追加資金投入を簡単に行うことが困難なので、先進国よりも大きな被害を受けるであろう。その最たる例の一つが、ヒト免疫不全ウイルス（HIV）である。もしHIV感染と後天性免疫不全症候群（エイズ）に付随する心理的問題の発生頻度についての現時点における推定値が正確だとすると、20年以内に、アフリカにおけるエイズ関連認知症の人数が、アフリカ大陸の全入院病床数を上回ることになるだろう。多くの先進国では、エイズの蔓延はほぼ制圧されているが、発展途上国では依然増加の傾向にある。エイズに関する心理的問題には、疾患経過の後期に生じる認知症のみならず、感染に対する初期反応（Maj et al., 1993）に加えて、孤児や絶望した家族の問題もある。

大規模な暴力（例：戦争、暴動、内戦）や、都市部で多く見られる個人レベルでの暴力（例：犯罪）によるメンタルヘルスへの影響も発展途上国の精神障害の問題にさらなる負担をかけている。両種の暴力が、発展途上国においては他と比較にならないほど頻繁に発生し、近年では多発の様相を呈している。自殺行動は必ずしも精神医学的問題ではないが、発展途上国における自殺は、ほとんどの先進国より高い頻度で起こっていることに留意する必要がある。たとえば、一九九〇年代初頭のスリランカの自殺率は世界第二位の高さを示しており、中国農村地域の若い女性の自殺率は世界で最も高いと言われている（Desjarlais, et al., 1995）。

保健その他の開発プログラムにおける心理社会的側面の軽視

発展途上国のメンタルヘルス・プログラム開発における第三の障害は、学問としての精神医学の能力と役割は主に最も重篤な精神疾患のみを扱うことにある、と限定的に定義されている点である。（メンタルヘルス・プログラムを運営する当事者たる）精神科医自身が、多くの場合にこの定義を受け入れているために、プログラムの多くが最も重篤な精神疾患（または入院治療）に限定されている。この傾向は、将来的に医療保健の決定を担うであろう医学生への教育にも表れており、それが、精神医学に関する従来の通念を助長し、メンタルヘルスと精神医学をより啓発的な方向に変化させることを難しくしている。

メンタルヘルス・プログラムを最も重篤な精神疾患に関連する活動に限定することは、プログラムの重要性と妥当性を減じることにもなる。もしこのように限定された場合、メンタルヘルス・プログラムは少数の人々にしか対応しないことになり、ひろく一般の人々のメンタルヘルス向上に対する意義は小さくなる。一方、メンタルヘルス・プログラムが人の行動全般に関連するものだと見なされるようになれば、メンタルヘルスは公衆衛生活動の主流となり、必然的に、多くの支援を得たり重要視されるようになるであろう。

精神科医の多くは、精神疾患予防、メンタルヘルスの促進、精神医学と行動科学を心理社会的な問題の解決に役立てるための普及啓発、精神疾患患者の治療、リハビリテーションなどといった、広範な領域をカバーするメンタルヘルス・プログラムの開発に関して自分たちが責任を負う必要があるというふうに考えたがらない。精神医学の卒後研修で、そのような一連の仕事について教育を受けることはなく、メンタルヘルス・プログラムの開発にすべての時間を捧げる者もほとんどいない。一方で、他の専門家がそのようなプログラムを運営することも好ましいと思わない。その結果として、ほとんどの発展途上国ではメンタルヘルス・プログラムが広まらない。また運営する側も、上記の領域が含まれる活動を拡大したがらなかったり、広範なメンタルヘルス・プログラムを実施するために十分な支援を集めることが困難であると感じていたりする。

それでも、ほとんどの発展途上国における精神科医の役割が、産業国の精神科医のそれとは異なるべきであることは当然である。精神科医の数が非常に少ないので、外来ではその国のごく僅かな割合の精神疾患しか見ることができない。さまざまな専門家や非専門家の協力者と協働するメンタルヘルス・プログラムを創始・確立することは、

（外来診療と）同じ時間と労力をかけるだけでも、計り知れない多くの有用な効果をもたらしうる。「それは精神科医の仕事ではない」という議論もあるだろう。しかし、いかなる専門家であっても、そのアイデンティティと職務は、それぞれがおかれた状況や場によって変わるものであり、それゆえに発展途上国の精神科医の役割も変わっていかなくてはならない。発展途上国の高官は、健康と発育の心理社会的な側面を扱うプログラムを創る必要性を十分に認識しており、もしそれにふさわしい人が時間と労力をプログラム開発に捧げたいと望んでいるなら、それを支援したいと思うであろう。

メンタルヘルス・プログラムを広く捉えることによって生じる二つの最も重大な影響は次のようなものである。第一に、プログラムが、健康的な行動の促進などの「健康にとって主要な問題」を扱うことでその意義を増すことである。第二に、精神医学の卒後研修において、発展途上国や先進国において現在行われている研修内容とは本質的に異なる領域も扱わなければならなくなることである。発展途上国における全国的あるいは地域的なメンタルヘルス・プログラムを運営するのに十分な人数のリーダーを育成する方向に、卒後教育の方針が変更されるとしても、精神科臨床医の必要性がなくなるわけではない。しかし、メンタルヘルス・プログラムの開発や精神疾患を有する人々へのサービス向上のために、研修にたいしてこれまでとちがった比重で配分を増やす必要がある。

ＷＨＯは、メンタルヘルス・プログラムが公衆衛生活動の重要な要素と見なされるためには、包括的かつ広範でなくてはならない、という見解を奨励している（Sartorius 1978; WHO 1981, 1992a）。提出された論題のいくつかを以下に述べる。第一に、メンタルヘルスに関わる多くの問題は、保健セクター全体が関与して初めて、解決が可能であること。第二に、多くの公衆衛生上の問題は、メンタルヘルス・プログラムによって開発された技術（例：人々の態度を変容させる技術や、医学のヒューマン化など）を用いることによって、解決がより容易になること。そして第三に、保健プログラムがメンタルヘルスの要素を取り込まない限り、社会経済的な発展全体へ寄与することはできないこと。WHOが推奨する形式による広範なメンタルヘルス・プログラムは、多くの発展途上国で開始されたが、まだすべての国で受け入れられているわけではない。

資源の不足

発展途上国のメンタルヘルス・プログラム開発が遅れている四番目の大きな理由として、慢性的な資源不足が挙げられる。もっとも開発の遅れた国々における年間の医療費は数ドルで、これは産業国の千分の一程度である。保健プログラムに必要とされるほとんどの資源――適格なスタッフ、設備、薬剤、研究所、交通手段など――が不足している。給与は支払われたとしても非常に低額であるため、多くの場合驚くべき方法で――たとえば海外で働いたり、個人営業をしたり、他の仕事に就くなどして――他の収入源を探さなくてはならない。また多くの場合、資源不足は、末端の医療保健従事者がほとんどまったく重要視されないことと相まって、かれらの燃えつきにつながっており、それが発展途上国におけるメンタルヘルスの持続的な質の低下の主な原因となっている。入院施設（老朽した精神科病院）は、依然として、メンタルヘルス・プログラムが有する資源の大部分を占めている。これらの施設はたいてい劣悪な状態にあり、その国に必要な病床数をまったく確保できていない。多くのアフリカ諸国における精神科の病床数は一〇万人当たり〇・五～五である。アジアにおける精神科の病床数は少し多いが、裕福な国と比較すると少ない（例：ベトナム：一〇万人当たり〇・七八、中国：一〇万人当たり〇・七三、フィリピン：一〇万人当たり一・一三）。発展途上国の中で最も裕福な一群の国では状況は幾分良いが、そこでも政策決定者の目に映る精神医学の地位の低さにより、メンタルヘルスケアやメンタルヘルス活動に充てられる資源は驚くほど少ない。精神科医の数は、エチオピアでは五百万人当たり一人（Alem, 1997）から、韓国では二〇万人当たり一人（Shinfuku, 1993）まで多様だが、その人々の分布は一様ではなく、ほとんどは都市部で臨床をしている。精神科の看護師数も少ない。ただし、これは発展途上国と先進国との間にそれほどの格差はない。メンタルヘルス福祉士はほとんどいない。心理士は多数いるが、昔からメンタルヘルスケア・サービスに心理士のポストが設けられていないため、就職が困難であることが多い。ラテンアメリカでは心理士の数が特に多いが、その多くが個人開業するなど、医療とまったく関係ない領域で働こうとしている。

精神疾患患者の治療のための資金は乏しく、持続的に供給されるわけでもない。入院施設の管理、患者の食料や衣料その他の必需品に必要な資金が入手できないことも多い。発展途上国では保健サービスセンターと人々と間の距離が非常に離れていて、有効な交通手段は最重要事項であるのだが、車の数が少ない上、燃料やメンテナンスのための資金もなければ交換部品もない。精神医療保健ケア・サービスとそれ以外のサービスに対する資金の配分は公平ではなく、予算配分、ポストの新設、協力団体、図書購入、その他の物品購入などにおいて、メンタルヘルス・プログラムの優先順位の低さがさまざまな面で反映されている。資源の不公平な配分は、患者のケアに影響を与えるばかりでなく、メンタルヘルス領域で働くスタッフの労働意欲にもネガティブな影響を及ぼす。多くの人材がメンタルヘルス・サービスを去り、最も優秀な人材はなかなか採用できない。

可能な解決法

これまでに示唆した問題点が、発展途上国におけるメンタルヘルス・プログラムの確立を妨げているわけではない。こうしたプログラムは行動力や統率力を持った人物を中心に立ち上げられることが多いが、そのような人物抜きで開発されたプログラムもある。

発展途上国において、包括的なメンタルヘルス・プログラムを創設し、それを継続的に維持したり結果を査定している国はないが、多くの国が革新的なプログラムを採用し、それらを実施している。そのようなプログラムを構成している要素を以下に示す。

メンタルヘルスの重要性に対するプロモーション

メンタルヘルスのプロモーションは、メンタルヘルスの問題を、個人や社会の価値観の上位に押し上げるプロセスである、と考えると最も理解しやすい（Sartorius, 1992, 1998）。したがって、メンタルヘルス・プロモーションは、国民全体値としてのメンタルヘルス状態の改善、と同一視すべきではない。メンタルヘルスの改善は、精神障害の予防や治療プログラムの他、栄養改善などのさまざまな手段によって達成される。けれどもメンタルヘルスを価値尺度の高い位置に据えることこそが、メンタルヘルスの向上にとってなによりも重要である。なぜならそれは、メンタルヘルスと機能をもたらす予防や治療を実施するための動機付けになるからである。

メンタルヘルス・プロモーションは人々の価値観に変化を与えるプロセスであるため、それはメンタルヘルス・サービスや、さらには一般保健サービスだけの課題ではない。人々の価値観は、幼少期の養育段階において、家庭や学校で、またメディアを通じて、模範やモデルやその他さまざまな要因によって形成される。そういった点を踏まえれば、発展途上国におけるメンタルヘルス・プログラムは、メンタルヘルスのプロモーションを高い優先順位に据えるべきである。なぜなら、メンタルヘルスを価値尺度の上位に位置づけることが、メンタルヘルス領域における他の活動にとっても不可欠なことだからである。残念なことに、発展途上国にはメンタルヘルスのプロモーション・プログラムがほとんど存在せず、たいていが不完全なものである。

精神科医がメンタルヘルスのプロモーション・プログラムの責任者になることはあまりないかもしれない。だがそうしたプログラムを成功させることによって、精神疾患患者のケアとリハビリテーション・プログラムの開発が進むため、精神科医はプログラムに参加したり、それを提唱したりすべきである。時には精神科医が、そのようなプログラムを始めることもある。たとえば、パキスタンでは、イスラマバード大学の精神科が、学校でのメンタルヘルスを促進するプログラムの原動力となった（Mubbashar, 1999）。中には、メンタルヘルスのプロモーション活動が、一般のヘルス・プロモーションや地域開発プログラムに組み込まれているところもある（Badura & Kickbusch 1991; Trent 1992）。

精神障害の一次予防

発展途上国では、精神障害の一次予防の可能性（例、幼少期の中枢神経損傷に伴う精神障害）は特に大きいが、たいていの場合は軽視されている（Sartorius & Henderson, 1992）（第14章参照）。

精神疾患の治療

一般保健やプライマリヘルスケアに携わる職員を通じてメンタルヘルス医療が提供されてきた国や地域の例は多数あり（WHO, 1984, 1990）、そこで得られた成果は概して意義深いものである。重篤な精神疾患の患者がケアを受けた割合は増加し、精神疾患に対処するための研修をうけた一般保健の職員の満足度も向上した、と結果では示されている。たとえばタイやウガンダなどの発展途上国では、精神疾患の治療とメンタルヘルスのプロモーションは国家規模の保健計画に優先事項の一つとして含まれている。一般開業医やプライマリケアのワーカーが精神疾患に対処するための多数のマニュアルが作られ、多くの国の研修プログラムで使われている。ＷＨＯはＩＣＤ第10版（ＩＣＤ-10）に、プライマリヘルスケアにおける使用のための分類（ＩＣＤ-ＰＨＣ）も補足もした。この文書はプ

表1　ICD-10 のプライマリヘルスケア版（ICD-10 PHC）におけるメンタルヘルスの分類

F00	認知症
F05	せん妄
F10	アルコール使用による障害
F11	薬物使用による障害
F17	タバコ使用による障害
F20	慢性精神病性障害
F23	急性精神病性障害
F31	双極性感情障害
F32	うつ病
F40	恐怖症性不安障害
F41.0	恐慌性〈パニック〉障害
F41.1	全般性不安障害
F41.2	混合性不安抑うつ障害
F43	適応障害
F44	解離性障害
F45	身体表現性障害
F48.0	神経衰弱
F50	摂食障害
F51	睡眠障害
F52	性機能障害
F70	知的障害（精神遅滞）
F90	多動性障害
F91	行為障害
F98.0	遺尿（症）

ライマリヘルスケアの施設における精神疾患の報告を促進するために作成されたもので、ＩＣＤ-10のＰＨＣ版は、表1にあるようにわずか二二分類である。

それぞれの診断には、それぞれの状態にどのように気付いて分類し、どのように治療すべきかについての具体的な説明が添えられている（WHO, 1996）。

先進国の一般医療保健システムにおける精神障害の治療は、ある程度は関係者（患者、患者家族、一般開業医、精神科医等）が選択できる問題である。だが発展途上国では、もしメンタルヘルス医療が、一般医療従事者やプライマリケア従事者によって提供されなかった場合、膨大な割合の人々が治療をまったく受けられないことになる。

精神疾患の治療、特に持続的な機能障害をもたらしやすい精神疾患の治療には、リハビリテーションとの連携が必要である。発展途上国では、最重症の精神疾患のごくわずかな割合の患者だけが、主に植民地時代に建てられた精神科病院に入院している。その他の大多数の患者は、（食事を与える経済的余裕が家族になかったり、許容できない非社会的行動があるといった理由で）家族に拒否されることがなければ、家族と同居して家庭生活や地域生活の一部に溶け込んできた。このように、家族は、精神疾患の治療中も治療終了後も、患者の生活の中で中心的な役割を担っていた。しかし、都市化と核家族化という現在進行中のプロセスによって、病気の家族に長期ケアを提供する家族の役割は衰えており、現在、ほとんどの発展途上国は、家族の支援力が先細りしている状況の下、ケアの課題に対する答えを見出せていない。

重篤な精神疾患患者の生活はどの国でも困難である。発展途上国においても状況は同じか、より劣悪である。精神疾患患者の家族やコミュニティは、病気の初期段階には（患者の行動がとても迷惑なもの、家族やコミュニティに恥ずかしい思いをさせるもの、または他の人々の生命を危険にさらすものでないかぎり）思いやりと理解を示すが、通常は、ケアや介護にすぐに力尽きてしまう。時には、精神疾患患者は家族やコミュニティから追放され、浮浪する精神病患者となる。またある時は、家屋の暗い片隅に何年も隠れ住んで、高リスクの健康状態にあり、さらに対処能力や、医学的支援を求めたり得たりする能力が低いために、年若くして亡くなることが多い。そのため、一般保健サービスとの協力の下で、精神医学的支援が一般保健を通じて導入されることは、精神疾患患者に安心と支援をもたらすだけでなく、命を救う活動にもなるのである。

参考文献

Alem, A. (1997). Mental health in rural Ethiopia. University of Umea, Umea.

Badura, B. & Kickbusch, I. (1991). *Health Promotion Research*. World Health Organization, Copenhagen (regional publications).

Carothers, J.C. (1947). A study of mental derangement in Africans and an attempt to explain its peculiarities, more especially in relation to the African attitude to life. *Journal of Mental Science*, 93, 548-56.

Carothers, J.C. (1953). *The African Mind in Health and Disease*. Geneva: World Health Organization. (WHO monograph series no.17).

Cooper, J.E. & Sartorius, N. (eds.) (1996). *Mental Disorders in China*. London: Gaskell.

Desjarlais. P., Eisenberg, L., Good, B. & Kleinman, A. (eds.) (1995). *World Mental Health: Problems and Priorities in Low-income Countries*. Oxford: Oxford University Press.

Gautam, S., Kapur, R.I. & Shamasundar, C. (1980). Psychiatric morbidity and referral in general practice - a survey of general practitioners in Bangalore City. *Indian Journal of Psychiatry*, 22, 295-297.

German, G.A.G. (1987). The extend of mental health problems in Africa today. An update of epidemiological knowledge. *British Journal of Psychiatry*, 151, 435-439.

Gruenberg. E.M. (1977). The failures of success. *Milbank Memorial Fund Quarterly*, 55, 3-24.

Harding, T.W, Climent, C.E., Diop, M. et al. (1983a). The WHO Collaborative Study on Strategies for Extending Mental Health Care. II. The development of new research methods. *American Journal of Psychiatry*, 140, 1474-1480.

Harding, T.W., D'Arrigo Busnello, E., Climent, C.E. et al. (1983b). The WHO Collaborative Study on Strategies for Extending Mental Health Care. III. Evaluative design and illustrative results. *American Journal of Psychiatry*. 140. 1481-1485.

Jablensky. A., Sartorius, N., Ernberg, G. et al. (1992). Schizophrenia: manifestations, incidence and course in different cultures. A World Health Organization Ten Countries Study. *Psychological Medicine Monograph* Suppl 20, 1-97.

Leighton, A.H., Lambo, T.A., Hughes, C.G., Leighton, D.C., Murphy, J.M. & Cornell, B.M. (1963). *Psychiatric Disorders Among the Yoruba*. New York: Cornell University Press.

Maj, M., Starace, E. & Sartorius, N. (1993). *Mental Disorders in HIV-1 Infection and AIDS*. Seattle: Hogrefe and Huber. (WHO expert series of biological psychiatry, vol.V).

Mubbasher, M.H. (1999). Mental health services in rural Pakistan. In *Common Mental Disorders in Primary Mental Health Care*, ed, M. Tansella & G. Thornicroft. London: Routledge.

Ndetei, D.M. & Muhangi, J. (1979). The prevalence and clinical presentation of psychiatric illness in a rural setting in Kenya. *British Journal of Psychiatry*, 135, 269-272.

Prince, R. (1967). The changing picture of depressive syndromes in Africa: is it fact or diagnostic fashion ? *Canadian Journal of African Studies*, 1(2), 177-192.

Sartorius, N. (1978). The new mental health programme of WHO. *Interdisciplinary Science Review*, 3, 202-206.

Sartortus, N. (1992). The promotion of mental health: meaning and tasks. In *Promotion of Mental Health*, vol.1, ed. D.R. Trent, Aldershot: Avebury. pp.17-23.

Sartorius, N. (1998) Universal strategies for the prevention of mental illness and the promotion of mental health. In *Preventing Mental Illness*, ed, R. Jenkins & T.B. Üstün, Chichester: Wiley.

Sartorius, N. & Harding, T.W. (1983). The WHO Collaborative Study on Strategies for Extending Mental Health Care,. I. The genesis of the study. *American Journal of Psychiatry*, 140. 1470-1473.

Sartorius, N. & Henderson, A.S. (1992). The neglect of prevention in psychiatry. *Australian and NZ Journal of Psychiatry*, 26(4), 550-553.

Sartorius, N., Davidian, H., Ernberg, G. et al. (eds.) (1983) *Depressive Disorders in Different Cultures*. Geneva: World Health Organization.

Sartorius, N., Goldberg, D., de Girolamo, G., Costa a Silva, J., Lecrubier, Y. & Wittchen, H.U. (eds.) (1990). *Psychological Disorders in General Medical Settings*. Toronto: Hogrefe and Huber.

Sethi, B.B., Gupta, S.C., & Kumar, P. (1972). A psychiatric survey of 500 rural families. *Indian Journal of Psychiatry*, 94, 183-196.

Shinfuku, N. (1993). A public health approach to mental health in the Western Pacific Region. *International Journal of Mental Health*, 22(1), 3-21.

Trent, D. (ed.) (1992). *Promotion of Mental Health*. Aldershot: Avebury.]

Üstün, T.B. & Surtorius, N. (eds.) (1995). *Mental Illness in General Health Care. An International Study*. Chichester, UK: Wiley.

WHO (1975a). *Organization of Mental Health Services in Developing Countries*. Geneva: World Health Organization. (Technical report series 564).

WHO (1975b). *Schizophrenia: A Multinational Stud*y. Geneva: World Health Organization. (Public health papers 63).

WHO (1979). *Schizophrenia: An International Follow-up Study*. Chichester, UK: Wiley.

WHO (1981). *Social Dimensions of Mental Health*. Geneva: World Health Organization.

WHO (1984). *Mental Health Care in Developing Countries: A Critical Appraisal of Research Findings*. Report of a WHO study group. Geneva: World Health Organization. (WHO technical report series 698).

WHO (1990). *The Introduction of a Mental Health Component into Primary Health Care*. Geneva: World Health Organization.

WHO (1992a). *Mental Health Programmes: Concepts and Principles*. Geneva: Division of Mental Health, World Health Organization (Document WHO/MNH/92.11).

WHO (1996). *Diagnostic and Management Guidelines for Mental Disorders in Primary Care* (ICD-10 chapter 5. Primary care version). Seattle: Hogrefe and Humber.

あとがき

本書の翻訳企画が持ち上がったのは、二〇〇七年の世界精神医学会アジア地域大会ソウル大会のことでした。韓国ではすでに翻訳版が出版されており、サルトリウス先生が熱心に日本語訳を勧めてくださいました。

サルトリウス先生は、日本若手精神科医の会（Japan Young Psychiatrists Organization：JYPO）の顧問であり、二〇〇二年のＪＹＰＯ設立以来ずっと、私たちは先生の人間的大きさと智恵の深さ、情熱のあつさから学ばせていただいてきました。サルトリウス先生の知恵の詰まったこの書物を、一人でも多くの日本人に届けたいと思いましたし、サルトリウス先生に恩返ししたいという気持ちもありました。

ほかならぬサルトリウス先生の著作ということで、翻訳チームは、ＪＹＰＯメンバーによってあっという間に結成されました。さらに有難いことに西園昌久先生（心理社会的精神医学研究所・福岡大学名誉教授）がご紹介くださって、金剛出版が出版を引き受けてくださることになりました。

そうして翻訳初稿が集まったのですが、この本はその後に産みの苦しみを経験することになります。サルトリウス先生の文章の格調高さのためか、集まった翻訳初稿の多くは、メンバーの苦労のあとがありありとしのばれ、読者に届ける前にかなりの手入れが必要な状態でした。どう手をつけていいものやら途方に暮れたまま、気づいたら数年がたっていました。

消えそうになった企画の灯を再びともしてくれたきっかけは、二〇一一年の第一〇回 Course for the Academic Development of Psychiatrists（CADP）でした。ＣＡＤＰは、ＪＹＰＯが毎年、全国（近年では全世界）の若手精神科医を集めてスキル・ディベロップメントと相互交流を行う会です（http://jypo.umin.jp/homepage/ga_cadp.html）。

その会の席でサルトリウス先生は、「Dr. Fujisawa、私はまだ宿題を受け取ってないよ?」と一〇年間変わらない穏やかな笑顔でおっしゃいました。その時、私は「ああそうだ。先生との出会いの感動を後世に伝えなくてはならない」との思いを新たにしました。

その後、和氣洋介君が卓越した情熱で監訳に携わってくださり、さらに趙岳人君が加わって監訳体制ができあがりました。始めに三人が分担して初稿を見直したあと、合議しながら用語の統一や翻訳の確認を行いました。Skype 会議を毎週日曜日の二一時三〇分から深夜まで一年近く続けたのは本当に大変でしたが、やり終えてみるととても濃密で貴重な時間だったと思います。

追加で翻訳が必要となったいくつかの章は、ＪＹＰＯの現役メンバーが協力してくれました。現役メンバーのスピード感ある作業ぶりに、自分たちが既に Young でなくなったことを実感したものです。

二〇〇七年の企画から出版に至るまでの五年間で、「若手」だったＪＹＰＯメンバーはＪＹＰＯを卒業し、それぞれの領域で中心的役割を果たすようになり、中には既にエキスパートになっている人もいます。五年という時間の大きさと、そうした同じ時間に同じ志を共有できたことのありがたさを感じます。

本書は、サルトリウス先生への感謝と敬意によって結ばれた、ＪＹＰＯの絆の証しといえるでしょう。

末筆ながら、改めて、サルトリウス先生に、さらに西園昌久先生に、そしてＪＹＰＯ現役・ＯＢメンバーとその結束、ＪＹＰＯに理解と支援をくださってきた多くの方々に、深く感謝を申し上げます。また、本書の意義を理解してご支援くださり、しかも、五年もの長い歳月を辛抱強く付き合ってくださった金剛出版の立石正信さんに深くお礼を申し上げます。

藤澤大介

あとがき

精神障害を抱える人々への「支援」とは本来どうあるべきか迷っていた時に、ＪＹＰＯメンバーの藤澤大介君を通じて出会った本書には、サルトリウス先生の魂に突き動かされたようなライフワークの一端が惜しげも無く披露されていました。今回、ＪＹＰＯメンバーとともに翻訳に携わるという貴重な機会をいただけたことで、本書から非常に多くのことを教えていただき、少し視野を拡げる機会を与えていただきました。そして、支援や治療など、われわれの目指すべき到達点は遥か遠く先にあるということに改めて気付かせていただいた気がします。本書を通して、多くのＪＹＰＯメンバーと共にメンタルヘルスの将来を考える素晴らしい機会を頂けたことは大変嬉しいことでした。また私がかつて所属していた施設で当時研修医であった大和真理子さんも私の担当部分の一部(第7章)の翻訳を共に頑張ってくれました。この本を通じて、精神科医療・福祉に携わる人々とともにメンタルヘルス領域に残された多くの課題へ、さらに挑戦し続けていくことができればとても幸せに思います。

和氣洋介

毎週日曜日の午後九時三〇分。本書の監訳会議のために東京・岡山・熊本の三地点がSkype回線で結ばれる時刻です。一年におよぶ監訳作業が終わったにもかかわらず、いつもの時刻になると東京の藤澤大介君と岡山の和氣洋介君の温かな声がPC越しに聞こえてきそうで、今でも時計が気になります。長く険しい道のりを共にしてくれた両名には感謝してもしきれません。

初稿を手がけてくれたJYPOの仲間たちと共に私たち三人の監訳者は、サルトリウス先生の教えに導かれ、その足跡をたどり、一歩ずつ（序章を含めて）二〇章からなる大きな山に挑みました。臨床・教育・研究それぞれの分野で活躍する仲間と、地域を越え、専門領域を超えて、一つのことを成し遂げることができて、本当に幸せです。この翻訳プロジェクトに直接関わることのできた私たちの背中を、他のJYPOの現役メンバーはもちろんのこと、友情と信頼のシステムをゼロから築いてくれた卒業生たち、そして金剛出版の皆さまが黙って後押ししてくれたからこそ、最後まであきらめずに山頂をめざすことができました。心から感謝します。

読者の皆さんにも、本書をガイドブックとして手にとっていただき、ぜひ原著にも触れていただき、知的体験としての登山を追体験なさっていただければ幸いです。山頂に立った皆さんの眼下には、きっと今までに見たことのない新しい景色（視野）が広がることでしょう。そして、私たちの次なる目標となる山々を一望にすることもできます。私の目には、近くの山、遠くの山、と少なくとも二つの山影が映っています。

近くにそびえる山は、読者の皆さんと一緒にこれから登ってみたい「実践の山」です。戦火を生き抜き抜いてきた人生経験・古今東西を問わぬ博識・幅広い実務経験に裏打ちされたサルトリウス先生の倫理観・職業理念は、私たちの進むべき道を照らしてくれるサーチライトです。本書が日本のメンタルヘルスに関わるすべての人々にとって希望の光となることを願います。

遠くに見えるもう一つの山影は、私たちが遠くにいる仲間と共に、あるいは次の世代の仲間たちに夢を託してでも登ってみたい「理想の山」です。特に、アジア・アフリカ・ラテンアメリカなど、精神科医療のさらなる発展が期待されている地域の若手精神科医たちが、地域を越え、専門領域を超えてつながっていくことはメンタルヘルスの大きな課題だからです。すべてをボランティアでまかなった本書の制作過程を手本にして、それぞれの地域で若手精神科医が力を合わせて出版や学術研修のできる未来をめざしたい……これは、ＪＹＰＯの仲間と少しずつ進めてきた監訳作業を通じてサルトリウス先生から学んだことの一つです。

皆さんと山道でお会いするのを楽しみにしています。

〝Think Globally and Act Locally〟(「世界のことを念頭において足もとの活動に専念する」という意味。ＪＹＰＯのモットー)。

趙　岳人

【ま】

【や】

【ら】

【わ】

【欧字】

【人名】

索　引

●翻訳担当者

はじめに　藤澤大介（国立がん研究センター東病院）

第一部

第 1 章　杉浦寛奈（世界保健機関 WHO）／佐渡充洋（慶應義塾大学）
第 2 章　橋本直樹（北海道大学）
第 3 章　諸隈一平（高知大学）／川口（杉浦）彰子（名古屋市立大学）／田中大輔（兵庫県立光風病院）／中右（節家）麻理子（相川記念病院・北海道大学）
第 4 章　佐藤玲子（横浜市立大学）
第 5 章　宮島加耶（慶應義塾大学）
第 6 章　加藤隆弘（九州大学）
第 7 章　和氣洋介（たいようの丘ホスピタル）

第二部

第 8 章　今村弥生（都立松沢病院）／和氣洋介（たいようの丘ホスピタル）
第 9 章　和氣洋介（たいようの丘ホスピタル）
第 10 章　佐藤創一郎（慈圭病院）
第 11 章　田中徹平（防衛医科大学）
第 12 章　館農勝（札幌医科大学）／細田さくら（札幌医科大学）

第三部

第 13 章　馬場俊明（ロンドン大学）
第 14 章　久我弘典（肥前精神医療センター）・福島浩（横浜市立大学）
第 15 章　中川敦夫（独立行政法人 国立精神・神経医療研究センター）
第 16 章　松本良平（中川会飛鳥病院）／上野雄文（九州大学）
第 17 章　趙岳人（健生会明生病院）
第 18 章　上原久美（神奈川県立精神医療センターせりがや病院）
第 19 章　鈴木友理子（国立精神・神経医療研究センター）

序文ほか　田中増郎（高嶺病院）

監訳　趙岳人、藤澤大介、和氣洋介（五十音順）

●訳者紹介

日本若手精神科医の会 Japan Young Psychiatrists Organization（JYPO）は，精神科医療に携わる日本各地，世界各国の若手精神科医の学術的発展と交流，社会への啓発活動を通し，質の高い精神科医療を日本各地，世界各国に普及させることにより，精神疾患を抱える人びとやその家族，地域の人びとが安心して生活できる世の中をつくることを目的とした特定非営利活動法人です。

主な活動は研修企画や多施設研究，国内外での学会報告，若手精神科医の合同企画の運営であり，日本国内の若手精神科医が相互に学びあえ，また海外の若手精神科医と情報交換をできる場を提供しています。

World Psychiatric Association（世界精神医学会）と日本精神神経学会の協力を得て、若手の精神科臨床医・研究医が主体となって，2002年5月に団体を設立し，2007年7月に特定非営利活動法人となりました。詳細はウェブサイト http://jypo.umin.jp/ をご参照ください。

アンチスティグマの精神医学《せいしんいがく》

──メンタルヘルスへの挑戦──

2013 年 2 月 10 日印刷
2013 年 2 月 20 日発行

著　者　ノーマン・サルトリウス
訳　日本若手精神科医の会（JYPO）
発行者　立石正信
発行所　株式会社 金剛出版
〒 112-0005　東京都文京区水道 1-5-16
電話 03-3815-6661　振替 00120-6-34848

印　刷　音羽印刷
装　丁　臼井新太郎

ISBN978-4-7724-1288-9　C3047